Te 91/83 A

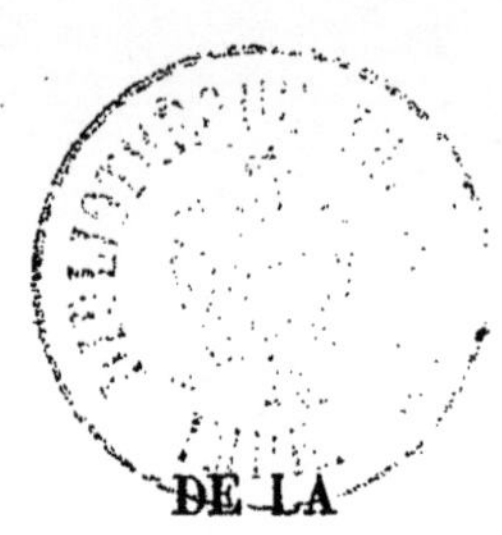

DE LA

CURE RADICALE

DES

HERNIES.

OUVRAGES

PRÉCÉDEMMENT PUBLIÉS PAR L'AUTEUR,

M. JALADE-LAFOND.

Recherches pratiques sur les principales difformités du corps humain, et sur les moyens d'y remédier, avec 35 planches. 3 vol. in-4°. . . . . 30 fr.

Considérations sur les hernies abdominales, sur les bandages herniaires, sur de nouveaux moyens de s'opposer à l'onanisme, et sur les anus contre nature, 1822. 2 vol. in-8°, avec 24 planches. . . . . 15 fr.

Considérations sur les bandages herniaires usités jusqu'à ce jour, et sur les bandages renixigrades. 1 vol. in-8°, avec 14 planches. . . . . 5 fr.

Considérations sur les nouveaux moyens de s'opposer à l'onanisme, Corset contre les habitudes vicieuses. Brochure. . . . . 1 fr.

Exposé succinct des moyens mécaniques oscillatoires, imaginés et employés pour remédier aux déviations de la colonne vertébrale et autres vices de la conformation. Brochure in-8°. . . . . 5 fr.

Typographie et lithographie de Félix Malteste et Ce,
rue des Deux-Portes-St-Sauveur, 18.

DE LA CURE RADICALE DES HERNIES,

Par le Docteur Jalade-Lafond,

Chirurgien herniaire de feu S. A. R. Mgr. le duc d'Orléans, du prince de Waldeck, des hôpitaux, des hospices, du bureau central, des bureaux de bienfaisance, de charité, de la liste civile, du collége royal de Louis-le-Grand, du collége Sainte-Barbe, de la Société de bienfaisance polonaise, etc., etc., membre titulaire de la Société de medecine pratique, de la Société générale de prévoyance, de la Société de statistique universelle; membre correspondant de la Société des sciences physiques et naturelles de Bruxelles, etc., etc., etc.

VINGT-QUATRIÈME ÉDITION.

Revue et considérablement augmentée, avec 16 planches et notices explicatives des diverses espèces de HERNIES et de BANDAGES.

BIBLIOTHÈQUE ROYALE

Prix : 5 Francs.

PARIS,

CHEZ L'AUTEUR, RUE VIVIENNE, 23,

CHEZ BAILLIÈRE, LIBRAIRE DE L'ACADÉMIE,

17, rue de l'École-de-Médecine.

LONDRES,

CHEZ BAILLIÈRE. — 219, REGENT STREET.

1845

T

PRÉFACE

DE LA VINGT-TROISIÈME ÉDITION.

Cette édition diffère peu de la précédente, en ce qui concerne le point de vue général de la *Cure radicale des Hernies.* Les faits se multiplient assez, tous les jours, pour que je n'aie rien d'essentiel à modifier. C'est seulement dans les détails que des changemens m'étaient permis.

J'ai ajouté un chapitre entier consacré à l'histoire des hernies ombilicales. — On m'avait reproché le peu de développemens donnés sur ce genre de hernies, si fréquentes chez les femmes et surtout chez les enfans ; et puis, voici que, dans ces derniers temps, plusieurs chirurgiens s'en sont occupés d'une manière peu neuve et peu heureuse.

Les erreurs que pourrait accréditer l'autorité de leur nom et de leur position seraient d'autant plus

1

fâcheuses qu'elles s'adressent principalement à un âge où les moindres accidens menacent la vie. Cette considération m'a paru assez importante pour servir d'excuse à la longueur du chapitre que je leur consacre.

PRÉFACE

DE LA VINGT-DEUXIÈME ÉDITION.

La première édition de ce Mémoire a paru en 1836; le voilà parvenu à la vingt-deuxième: publié deux fois, en anglais, le succès n'a pas été moindre chez nos voisins. Cela tient, je crois, à deux causes : à la supériorité de la méthode que j'emploie et à l'opportunité des circonstances. Pour justifier cette manière de voir, il me suffira d'indiquer d'une manière brève la marche de la science herniaire, pendant cette courte période de temps.

Les travaux de M. Belmas sur le sac herniaire et son oblitération ayant appelé l'attention des chirurgiens à l'endroit de la cure des hernies, nous avons vu surgir tout à coup un grand nombre de modes opératoires. Les uns agissaient sur le sac herniaire, dont on voulait faire adhérer les deux faces internes; les autres avaient pour but d'établir un bouchon cutané à la hauteur de l'anneau externe; d'autres enfin ont cherché à remplir cette double indication, de produire l'adhérence des feuillets du sac et de boucher l'ouverture herniaire, à l'aide des tégumens. Toutes les méthodes, tous les opérateurs ont compté des succès; et pourtant, aujourd'hui les opérations ont fait place à *un moyen* plus ancien et plus sûr, parvenu à un tel degré de perfection, qu'il réunit les avantages de toutes les méthodes, sans présenter un seul inconvénient.

Les causes qui ont amené ce résultat sont exposées d'une manière aussi complète que sincère dans l'extrait suivant de l'excellent ouvrage publié par M. Mayor, célèbre chirurgien de Lausanne, en Suisse.

« La question de la cure radicale des hernies ne
» cesse d'être à l'ordre du jour, et préoccupe les
» praticiens de presque de tous les pays.

» On conçoit, sans peine, qu'elle a dû être un
» des premiers besoins de l'humanité, en présence
» de cette foule d'affections graves et souvent mor-
» telles qui l'assiégeaient, et en l'absence des moyens
» propres à s'opposer à leur développement et à
» leurs progrès.

» Nul doute, cependant, que, si les chirurgiens » eussent eu d'emblée à leur disposition des ins- » trumens, des *bandages* convenables et à bas prix, » tels qu'on en possède aujourd'hui, ils se fussent » abstenus d'aller à la recherche de procédés opé- » ratoires pour guérir cette infirmité, et qu'ils eus- » sent évité surtout d'en proposer d'évidemment » fâcheux.

» Bien que la plupart des moyens qu'ils ont in- » diqués comptent plus de victimes que de *véritables* » succès; quoique ces moyens violens atteignent au » but bien moins facilement et sûrement que le » simple brayer; et malgré que celui-ci se trouve » abondamment partout; cependant on s'obstine, » de nos jours encore, à préconiser des opérations » nouvelles et tout-à-fait ardues, sans s'embarrasser, » le moins du monde, sur *quels* PRINCIPES doit repo- » ser une semblable guérison.

» Il y a plus : chaque fois qu'il est question de la » *cure radicale des hernies*, on comprend, toujours et » à l'instant, par ces mots prétentieux, celle qui est » le résultat d'une opération proprement dite, san- » glante, piquante, etc. Cependant encore, et chose » bien étrange, il est fort rare qu'on obtienne cette » guérison par de pareils moyens ; et même, ainsi

» que nous le verrons bientôt, ils doivent toujours » être envisagés, non seulement comme insuffisans » pour la cure qu'on a en vue, et réclamant tou- » jours l'usage consécutif du bandage, mais encore » comme purement *exceptionnels*, *temporaires*, et » n'ayant guère d'autre but que celui de *prédisposer* » à la guérison des hernies.

» Il n'y a, en effet, de cure radicale des hernies à » attendre que du brayer; et s'il est seul en posses- » sion d'en produire, en très grand nombre, de » bien réelles et solides, il a seul aussi le privilége » de les maintenir et conserver telles.

» C'est que, sous sa puissante influence, rien ne » reparaît plus et ne peut plus reparaître au dehors, » lors même que la guérison ne serait qu'appa- » rente ou loin d'être assurée. Or, cette apparence » n'est malheureusement que trop réelle et fré- » quente, et il faut en subir les conséquences. Elle » est même telle que le plus habile ne peut jamais » savoir si une descente donnée est vraiment et » radicalement guérie, ou s'il ne convient pas, au « contraire, de continuer l'usage du brayer pen- » dant un temps indéterminé. Heureusement, et je » me hâte de le dire, que cette nécessité n'implique » presqu'aucun inconvénient.

» Quand on voit presque tous les enfans, la plu» part des jeunes sujets, et un assez grand nombre » d'adultes, c'est-à-dire, l'immense majorité des in» dividus herniés, être délivrés d'énormes descen» tes par l'action seule *d'un brayer*, on est bien forcé » de reconnaître celui-ci comme le *type* des moyens » propres à avancer cette cure; comme le *point de* » *départ* de celle-ci; comme la RÉGLE à suivre pour » la procurer; comme le *modèle* des moyens à em» ployer à cet effet; ou du moins comme possé» dant les CONDITIONS essentielles qu'elle réclame. »

Plus loin, le chirurgien de Lausanne complète son idée, en disant : « L'effet de certaines substances » pharmaceutiques (médicamenteuses) simples ou » composées, sur les tissus qui donnent passage » aux hernies, et en vue de hâter leur retrait, est » bien connu, et n'a certes rien qui répugne à la » raison. Cette action est, au contraire, en rapport » avec l'usage journalier que nous faisons d'une » foule de topiques, etc. »

« Nous pouvons et devons même les recomman» der à nos cliens. » (*Chirurgie simplifiée*, t. 1, p. 369, 373. Paris, 1841.)

Ces paroles d'un chirurgien expérimenté, partisan zélé, il n'y a pas longtemps encore, de l'opération pour la cure radicale des hernies, sont trop flatteuses, trop confirmatives de mon système, pour que je ne les mette pas à la tête de cette préface, comme leur importance le réclame.

Mes convictions, le résultat de mon observation personnelle, sont restées inébranlables en présence des opérations hasardées, entreprises, ces dernières années, dans les hôpitaux et en ville, pour la cure radicale des hernies simples.

Tandis que les avantages résultant de ces opérations étaient exaltés outre mesure, pendant que MM. Gerdy, Velpeau, à Paris; M. Bonnet de Lyon; M. Mayor de Lausanne, publiaient hautement le succès de leurs opérations dans des cas de hernie simple, je ne me suis jamais departi de mon système, et j'osai maintenir ce qui, depuis, a été confirmé par le temps et par l'expérience, que, dès que l'enthousiasme momentané pour le bistouri aurait fait place à une observation calme et impartiale, on renoncerait à ces opérations inutiles et dangereuses, pour revenir au remède simple, sûr et efficace que j'ai recommandé et pratiqué avec un succès continu depuis plus de dix ans.

Ce témoignage de M. Mayor est une rétractation

publique de ses opinions, qui lui fait le plus grand honneur.

Mais tous les chirurgiens, anciens partisans de l'opération, comme M. Mayor, ne possèdent malheureusement pas le même courage ; aucun autre n'a publié ses fautes; c'est par d'autres sources que nous en avons eu connaissance.

D'une part, leur silence, et de l'autre l'abandon de leur système favori sont des preuves suffisantes de leur désappointement et de leur désaveu.

Tout cela, pourtant, avait été prédit avec la plus grande exactitude par le célèbre chirurgien militaire baron Larrey, dans un rapport plein de savoir et de justice qu'il fit à l'Institut, il y a plusieurs années, sur les opérations de M. Gerdy.

Je mets donc en fait, sans crainte d'être contredit, que les premiers chirurgiens de France sont d'accord pour considérer l'opération comme mauvaise et dangereuse; et que, dans leur opinion, le meilleur moyen d'obtenir la cure radicale consiste, ainsi que nous venons de le voir par l'extrait du livre de M. Mayor, dans l'emploi d'un bandage construit sur les principes que j'ai établis et longuement détaillés dans ce mémoire. C'était aussi l'opinion de feu sir A. Cooper; telle est également celle de

MM. Lawrence et A. Key, ainsi que de plusieurs autres chirurgiens anglais.

Les faits récens venus à ma connaissance à Paris et à Londres confirment d'une manière si générale mes anciennes prévisions sur le succès de mon système que je le recommande aujourd'hui avec plus de confiance que jamais.

Cette méthode est si simple et si rationnelle que l'on peut d'avance en calculer tous les effets. Elle tend à produire chez les hernieux de tout âge un mécanisme analogue à celui que la nature emploie chez les enfans pour guérir la hernie congénitale, c'est-à-dire une inflammation lente dans tout le canal herniaire et une sécrétion de lymphe plastique qui oblitère complètement le trajet.

La *pelote de mon bandage* est construite de manière que non seulement elle empêche la hernie de se montrer au dehors, mais elle comprime, aplatit, refoule complètement et sans accident et oblitère tout le trajet de la hernie, en même temps qu'elle y produit une inflammation au moyen des poudres médicamenteuses contenues dans la cavité de la pelote; ces substances sont maintenues en contact continuel avec la peau par l'application d'un mécanisme bien simple que j'ai décrit minutieusement dans le cours de ce Mémoire.

J'en ai dit assez dans ce court Avant-Propos pour démontrer que mes *PELOTES* possèdent les trois propriétés spéciales et essentielles qui suivent, c'est-à-dire :

1° *Maintenir la hernie dans un état parfait de réduction ;*

2° *Comprimer, aplatir et refouler toute la longueur du trajet herniaire ;*

3° *Produire une inflammation lente en dehors et en dedans du trajet, et déterminer la sécrétion d'une quantité considérable de lymphe plastique qui oblitère d'une manière organique et permanente toute la longueur du canal que parcourt la hernie.*

Si les faits que j'ai mentionnés dans ce Mémoire et qui se présentent tous les jours dans le cours de ma pratique sont bien considérés, il devient évident que les conclusions que j'en tire sont basées sur la vérité, c'est-à-dire, que si ce Mémoire doit quelque chose de son succès aux circonstances, la plus grande partie doit en être reportée à la méthode elle-même.

CURE RADICALE
DES HERNIES.

REMARQUES GÉNÉRALES.

Des guérisons réelles de hernies (1) ont été observées de tous les temps; nous en trouvons le témoignage dans une foule d'écrits, entre autres dans Franco, qui, le premier, a composé un livre

(1) Pour l'intelligence des personnes étrangères à la médecine, je crois utile d'indiquer, d'une manière très sommaire, les points principaux de l'histoire des hernies, dans leurs rapports thérapeutiques, à mesure que les faits contenus dans ce Mémoire le réclameront; et, d'abord, on entend par le mot *hernie* une tumeur formée par la sortie d'un viscère hors de la cavité qui le renferme : comme nous ne voulons parler que des hernies abdominales, la *hernie* sera pour nous une *tumeur formée par la sortie de quelqu'une des parties molles contenues dans le bas-ventre.*

En France, on lui donne souvent le nom de *descente ;* on l'appelle *rupture*, chez les Anglais.

De ces deux expressions, l'une est inexacte, en ce que l'on entend généralement par *descente* une tumeur descendue dans les bourses et que ce genre de hernies est loin d'être le plus fréquent; le mot de *rupture* exprime une idée fausse dans l'immense majorité des cas : nous pourrions même dire, d'une manière générale, qu'il n'y a jamais de rupture.

ex professo sur la matière (*Traité très ample des hernies*; Lyon, 1561). C'est d'ailleurs sur cette connaissance que sont basés les nombreux procédés que les anciens employaient pour atteindre ce but; à côté de cette connaissance fondamentale, cependant, tout est vague, hypothétique, erroné, sur les moyens qu'ils prenaient pour y parvenir. Franco, néanmoins, pose en fait une vérité qui suppose une longue observation de sa part.

« Il n'est pas ridicule, dit-il d'essayer les remèdes de guérison par voie de médecine, et principalement quand les hernies ne sont pas encore complètes, surtout aux jeunes enfans; car j'en ai pansé plusieurs qui ont été bien guéris, et d'autres non. » (Ouv. cité, chap. XIV, p. 23.)

Le père de la chirurgie française, A. Paré, qui écrivait à une époque peu éloignée de celle de Franco, est allé un peu plus loin; il a obtenu des guérisons radicales chez des adultes à l'aide de la simple contention, et il a le premier constaté la guérison, le scalpel à la main. Sa dissection a porté sur un chantre, mort de pleurésie, qu'il avait guéri depuis six ans d'une hernie inguinale (1) au moyen

(1) Les hernies se forment dans l'aine, au nombril, sur la ligne médiane, au-dessus ou au dessous du nombril, enfin dans tout autre point des parois abdominales (le mot *abdomen* étant synonyme de bas-ventre, parois abdominales signifie parois du bas-ventre).

Les hernies de l'*aine* se divisent en hernies *inguinales* et hernies *crurales*.

Les premières sont situées au-dessus et en dedans du pli de

d'un bandage. Voici la partie la plus importante de cette histoire :

Observation première. — « Et ayant sceu sa mort, m'en allay en la maison dudit curé, en laquelle ledit Moret se tenoit, le priant qu'il me permist faire ouverture du corps mort, afin que i'eusse connaissance quel bastiment nature avoit fait en la voye où les intestins descendoient : ce que volontiers m'accorda. Je pro-

l'aine ; elles se rapprochent de la ligne médiane (Pl. 1re) ; les autres ont leur siége dans le pli de la cuisse ; elles tendent à se porter en bas, bien plus qu'en dedans (Pl. 2) ; on peut du reste en voir la différence (Pl. 3).

Les hernies *inguinales*, comme on peut le voir (Pl. 4, 6 9), suivent, en sortant de l'abdomen, un trajet oblique de haut en bas et de dedans en dehors ; ce n'est que lorsqu'elles ont franchi toute la longueur de ce canal et qu'elles sont parvenues dans les bourses, qu'on leur applique le nom de descentes (Pl. 8, 9 et 10).

Le *canal inguinal* (Pl. 4 et 6) chez l'adulte est à peu près long d'un pouce et demi ; il offre, dans son obliquité, une ouverture interne un peu supérieure, une ouverture externe un peu inférieure ; (V. Pl. 4, avec l'explication, page 84) quand l'intestin s'arrête à l'ouverture ou *anneau interne*, c'est ce que nous appelons *hernie du* 1er *degré ;* s'il descend jusqu'à l'*anneau externe*, c'est une *hernie du* 2e *degré ;* lorsque cet anneau est franchi, la hernie devient complète, elle peut descendre jusqu'au testicule, le recouvrir même et parfois l'envelopper ; *hernie du* 3e *degré.*

Ainsi donc la *hernie du* 1er *degré* (Pl. 4) est située en haut et en dehors, sur le milieu d'une ligne qui s'étendrait de la racine de la verge à l'os des hanches, appelé *épine iliaque antérieure et supérieure.* La *hernie du* 2e *degré* (Pl. 1 et 6) forme une tumeur oblongue depuis ce point jusqu'à la racine de la verge. Quelquefois elle s'étend en rond, présentant la forme d'une tête de champignon.

Pour comprendre la *hernie du* 3e *degré*, il suffit de jeter les yeux sur les planches 8, 9 et 10.

teste à mon Dieu que trouvay autour du trou de la production du péritoine une substance adipeuse de la grosseur d'un petit esteuf, et attachée si fort audit endroit, qu'à bien grande difficulté la pouvois détacher sans dilacérer et rompre les parties adjacentes. Et voilà pourquoi la guérison s'en estoit ensuivie. Semblablement i'ay conneu quelques-uns qui avoient porté le brayer par longues années, sans autre chose, estre entièrement guaris : estant maigres, et puis devenant gras, les intestins accueillent graisse qui les grossist; de sorte qu'ils ne tomboient nullement ès bourses, et ont laissé de porter le brayer sans aucune récidive. Ces choses nous montrent qu'il ne se faut haster d'oster les coüillons aux pauvres garsons. » (*OEuvres*, liv. VI, chap. 15.)

Un doute se présente naturellement à la lecture de ce fait, c'est de savoir quelle était la disposition du tissu qui avait oblitéré l'ouverture herniaire : Boyer présume que le corps graisseux en question était une portion d'épiploon (1) qui avait contracté des adhérences avec le col du sac (*Traité des malad. chir.*, tome VIII, p. 49). Paré, cependant, ne dit rien de tout cela; il est vrai que, de son temps, on ne

(1) L'*épiploon* (Pl. 10) est une membrane graisseuse qui flotte sur les intestins et les recouvre. Elle peut s'engager seule dans le trajet herniaire; c'est alors une hernie épiploïque (*epiplocèle*); si elle est comprise dans la hernie avec l'intestin, c'est une hernie composée par l'intestin et l'épiploon (*entero-epiplocèle*). Quand la hernie ne comprend qu'une portion d'intestin, on l'appelle hernie intestinale (*enterocèle*).

connaissait pas encore le sac herniaire ; toujours est-il que nous trouvons là une première variété du mécanisme que la nature emploie pour la guérison radicale des hernies.

Du temps de Dionis, la fureur d'opérer les hernies était extrême : on pratiquait le plus souvent, comme on sait, la castration.

« On a connu, dit-il, un de ces opérateurs qui ne nourrissait son chien que de testicules : le chien se tenait sous le lit ou sous la table, proche son maître, en attendant ce morceau friand, dont il le régalait aussitôt après qu'il en avait fait l'extirpation, à l'insu des assistans, qui auraient juré que le patient avait toujours ses parties. » (*Cours d'opérat. de chirurg.*, 4e démonstr., p. 325, édit de Lafaye.)

Comme Paré, Dionis blâme tout cela, et s'en tient aux simples brayers. « Le moyen le plus sûr pour parvenir à la guérison c'est, ajoute-t-il, le bandage, car sans lui on ne peut pas espérer d'en guérir : c'est pourquoi il faut en préparer un qui soit proportionné à l'âge et à la grosseur de la personne à qui on doit l'appliquer. » (Ibid.)

Aucune observation, aucun fait nouveau, cependant, n'est ajouté par cet auteur.

Le dix-huitième siècle a été bien autrement riche en observations positives. La découverte du sac herniaire (1), confirmée et généralisée par Morgagni

(1) Le *sac herniaire* est assez difficile à comprendre pour les personnes étrangères à la médecine.

Les parties molles contenues dans le ventre obéissant à la loi des

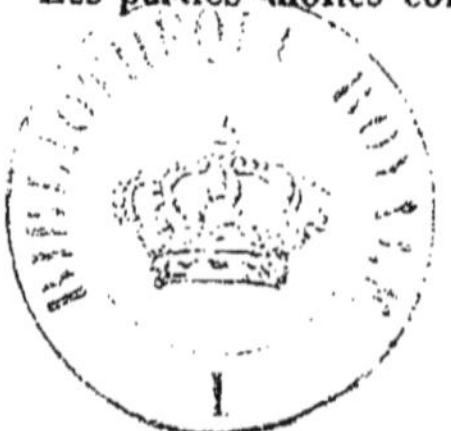

(*Épitre* 43), et les dissections nombreuses qu'on a faites de tumeurs herniaires ont jeté un grand jour sur le problème.

En première ligne se présentent les travaux de Camper; cet habile observateur n'a pas craint de descendre du rang de grand anatomiste à celui de simple constructeur de brayers, de prendre lui-même le marteau et la lime, et de frapper le fer contre l'enclume; il a rendu les plus grands services à la chirurgie herniaire, en posant le premier des règles scientifiques sur la construction des bandages.

liquides, il faut d'abord envisager l'abdomen comme renfermant un liquide unique. Mais en outre des parois abdominales qui les enveloppent comme la coquille d'un œuf, ces parties sont soutenues par une membrane mince, adhérente aux parois abdominales, analogue à celle qui sépare l'intérieur d'un œuf, de sa coquille : cette membrane est très sensible, à la grosse extrémité de l'œuf, où elle est toujours éloignée de la coquille. Si vous faites avec soin une légère solution de continuité à la coquille, de manière à ne pas intéresser cette membrane, vous la verrez doucement poussée par les parties liquides qu'elle renferme; il se forme alors une tumeur soutenue seulement par cette pellicule très mince, *froncée* à l'endroit même où elle rencontre la coquille pour se développer ultérieurement.

Les choses se passent absolument de même dans nos hernies. Le sac est cette membrane très mince qui enveloppe toujours la hernie, s'il n'y a ni rupture ni résorption, ce qui, du reste, est extrêmement rare. La partie *plissée* du sac et par conséquent la plus resserrée a reçu le nom de *collet du sac*.

On appelle *péritoine* cette membrane qui tapisse dans toute son étendue la surface interne des parois abdominales, descend avec la hernie pour former le sac et s'allonge à mesure que le volume de la hernie augmente, en se plissant à la hauteur de l'anneau interne.

« Il est étonnant, disait-il, que la fabrique d'une machine si généralement utile soit presque partout abandonnée à des ouvriers qui ignorent très souvent la nature du mal, la structure des parties intéressées, et quelquefois même le mécanisme de l'instrument qu'ils se chargent de construire (1). » (*Mémoire sur la construction des bandages pour les hernies.*)

Il a en outre signalé deux modes de guérison de la hernie sous l'influence du bandage, par un travail plastique dans le col du sac et par adhérence d'un viscère intérieur contre l'embouchure de la hernie.

« L'inflammation peut occasionner, dit-il, la cohérence de l'embouchure du sac herniaire, et il est possible que quelques parties intérieures du bas-ventre fassent obstacle au passage, et empêchent la

(1) La critique de Camper est malheureusement encore trop applicable aujourd'hui, et doit s'étendre à presque tous les débitans de bandages : il en ressort de graves inconvéniens.

Sur mille personnes atteintes de hernies, 998, au moins, vont s'adresser au marchand de bandages.

Sur mille personnes qui vendent des bandages, il en est à peine une qui sache faire la différence d'une *hernie oblique* avec une *hernie directe* (voir les notes des pages 14 et 29).

Les bandages qui conviennent à la hernie oblique sont inefficaces contre la hernie directe.

Une hernie peut être directe primitivement ou secondairement.

Les bandages qui conviennent à la *hernie directe primitive* sont insuffisans contre la *hernie directe secondaire.*

Les seuls bandages qui puissent contenir une hernie directe secondaire doivent augmenter toutes les autres hernies.

Nous en voyons de trop fréquens exemples!

chute de l'intestin et de l'épiploon. — *Deuxième observation.* Il y a deux ans, à l'ouverture du cadavre d'une femme âgée, j'ai trouvé l'ovaire droit adhérent à toute la circonférence de l'ouverture du sac herniaire, d'une capacité assez considérable, lequel s'étendait dans l'aine droite; il était vide et aplati. » (Ibid).

Ce fait confirme celui de Paré, et peut être regardé comme un second exemple d'autoplastie herniaire naturelle; malheureusement il n'est pas au pouvoir de l'art de le reproduire.

J.-L. Petit, avec cet esprit de pénétration qu'on lui connaît, s'est efforcé de prouver que, par le seul fait de la réduction permanente, le sac, resté au dehors, se rétractait sans cesse sur lui-même, se rapetissait au point de s'oblitérer complétement à la longue, même dans les cas où il ne serait pas le siége d'un travail inflammatoire. Ce mouvement de retrait devait, à la longue, ramener, selon lui, le fond du sac au niveau du péritoine abdominal (1).

« Les hernies habituelles n'augmentent, dit-il,

(1) De ce que je viens de dire à la note de la page 17, il résulte que la hernie se compose de deux choses : 1° le corps de la hernie même; 2° l'enveloppe ou le sac.

Si le corps de la hernie, que j'ai comparé à un liquide et qui en a toute l'élasticité, rentre facilement par la cessation de l'effort qui l'a produite, par le changement de position ou bien à la suite de manœuvres opérées dans ce but, il n'en est pas de même de la membrane péritonéale, qui, au bout d'un certain temps, a perdu presque toute élasticité, comme on va le voir au paragraphe plus bas pag. 22, ignes 25 et suiv.

que dans les commencemens : lorsqu'elles sont parvenues à un certain degré de grosseur, elles n'augmentent plus; et, si elles ont été retenues pendant quelque temps par un bandage et que le malade en cesse l'usage, elles peuvent bien reparaître, mais elles sont d'abord moins grosses qu'avant l'usage du brayer, à moins qu'il ne survienne une cause nouvelle, violente et subite, qui force le sac à s'étendre autant qu'il l'était dans la plus grande grosseur de la hernie; car on sait que le sac s'efface peu à peu pendant l'usage du brayer, lorsque celui-ci retient bien les parties, et que ceux qui les portent ne guérissent que parce qu'ils en font usage jusqu'à ce que le sac soit entièrement effacé, ou, pour mieux m'expliquer, jusqu'à ce que la portion du péritoine qui les forme se soit rendue adhérente à l'intestin, ou qu'elle se soit entièrement conformée au reste de cette membrane qui est dans le ventre, en reprenant sa polissure, son étendue et son élasticité naturelles; c'est effectivement ce qui arrive, comme je l'ai observé à l'ouverture de plusieurs cadavres d'individus morts de toute autre maladie, lesquels, dans leur jeunesse, avaient été guéris de la hernie par l'usage du brayer. Je ne dis pas que cela soit toujours ainsi; mais je l'ai observé le plus souvent. Depuis plus de quarante ans, je n'ai fait aucune ouverture de cadavre que je n'y aie examiné les anneaux et les endroits du péritoine où se forment les hernies; et je crois que peu de gens ont examiné la chose avec plus d'attention, surtout dans les sujets qui avaient eu quelque descente guérie soit par le bandage ou par l'opération, soit depuis peu ou depuis longtemps; j'ai observé dans plusieurs que l'intestin, l'épiploon, et quelquefois tous les deux, s'étaient rendus adhérens avec la portion du péritoine qui leur servait de sac avant la guérison de la hernie, et je crois que cette adhérence n'avait pas peu contribué à leur guérison. Il suffit qu'un malade ait porté un brayer pendant six mois, et que les parties ne soient pas sorties pendant tout ce temps-là, pour que le sac, ou, pour mieux dire, la portion du péritoine qui le formait, ait repris cet état naturel dont nous venons de parler. » (*OEuvres chir.*, p. 626, édit. de 1837.)

Dans l'état actuel de la science, la doctrine de J.-L. Petit concernant le mouvement de retrait du sac ne peut être admise que jusqu'à un certain point. Sans doute que le sac tend sans cesse à revenir sur lui-même après la réduction des viscères, et à s'oblitérer; mais il ne rentre complètement dans le ventre que lorsque la hernie est petite; lorsque le sac est volumineux et qu'il existe depuis longtemps, il n'est plus susceptible de réduction, le tissu cellulaire extra-péritonéal ayant perdu son élasticité et sa faculté de glissement. Les expériences de Scarpa ne laissent pas le moindre doute à ce sujet. Ce grand observateur s'est assuré, par la dissection, que les vieux sacs herniaires ne faisaient que se pelotonner contre l'ouverture aponévrotique par l'action du taxis; ayant pris d'ailleurs un disque de membrane péritonéale, l'ayant fixé à un cercle de bois comme une peau de tambour, Scarpa a vu qu'elle pouvait soutenir un poids de quinze livres sans se déchirer : il en résultait un entonnoir ; mais, aussitôt qu'il ôtait le poids, la membrane revenait à son niveau horizontal en vertu de sa première élasticité ; si cependant le poids était laissé longtemps en permanence, l'entonnoir persistait, la membrane ayant perdu son élasticité, c'est précisément ce qui arrive aux vieux sacs herniaires. Ce pelotonnement, cependant, qui a lieu sous l'influence du taxis, est une circonstance heureuse pour la guérison ; car la séreuse, ainsi pelotonnée et fixée par la pelote contre l'ouverture aponévrotique, peut y contracter des adhérences, et donner lieu à une guérison solide. Telle est aussi l'opinion de M. Gerdy, que j'exposerai tout à l'heure. Il est probable, au reste, que J.-L. Petit se trompait dans l'interprétation des autopsies qu'il avait eu l'occasion de faire sur des sujets guéris de hernies datant de l'enfance; il ne trouvait aucun reste de sac herniaire, parce que le sac dans ces hernies n'existe pas, ou plutôt est formé par la vaginale testiculaire, comme on sait. Cette disposition étant inconnue du temps de J.-L. Petit, on conçoit qu'il confondît la hernie de l'enfance avec celle qui survient dans l'âge adulte. En d'autres termes, dans la hernie de l'enfance, il n'y a pas de sac particulier réductible ; les viscères, une fois réduits et maintenus dans le ventre, la vaginale testiculaire qui leur servait de sac s'oblitérant naturellement, il ne doit rester par la suite aucun vestige de la hernie. (*V. Scarpa, sir Astley Cooper, Lawrence*, etc.)

J.-L. Petit, cependant, a signalé un fait anatomique nouveau de la plus haute importance sur l'action curative des bandages, et auquel on n'a pas fait suffisamment attention.

« Aux hernies, dit-il, auxquelles on a réduit complétement et l'intestin et l'épiploon, un bandage bien fait ne sert pas seulement à retenir les parties; il rend aussi à la longue l'anneau calleux, et même les aponévroses qui le forment : toute la graisse qui se trouve au-dessus jusqu'à la peau et l'anneau s'efface; les parois des cellules graisseuses se collent les unes aux autres; la peau même s'y rend quelquefois adhérente, et le tout ensemble forme une barrière qui s'oppose au retour de la hernie, de manière qu'on peut croire le malade parfaitement guéri. » (*Loco citato*, page 655.)

Garangeot (*Mémoire sur plusieurs hernies singulières*), Pipelet le jeune (*Remarques sur les signes illusoires des hernies épiploïques*), et Bordenave (*Mémoire sur les dangers des caustiques pour la cure radicale des hernies*), ont constaté par leur propre observation l'exactitude du fait énoncé par J. L. Petit, et citent chacun des guérisons radicales qu'ils ont obtenues à l'aide du simple bandage. Bordenave va même plus loin ; il pense, avec raison, que la guérison radicale est possible à tout âge. « Convenir, dit-il, que l'application des bandages peut guérir radicalement les hernies avant l'âge de dix-huit à vingt ans, c'est une vérité incontestable; mais il n'est pas aussi certain que, passé ce temps, ils ne puissent que pallier le mal. On sait par expérience que cette application, même dans les personnes avancées en âge, donne lieu au resserrement de l'anneau et du sac; que, les parties sorties étant maintenues réduites, celui-ci se resserre et perd beaucoup de sa capacité; et que, si la prudence exige que l'on continue l'usage des bandages, il n'est pas moins vrai, rigoureusement parlant, qu'on pourrait s'en passer après un certain temps, et que la guérison est radicale : la pratique journalière en fournit des exemples, les auteurs en font mention, et l'inspection nous a démontré ces faits sur des cadavres. » (*L. c.*)

Je pourrais citer un grand nombre d'exemples de ma propre pratique, qui confirment pleinement les assertions de cet auteur.

Jusqu'à Ledran, cependant, personne n'avait mis hors de doute un des modes les plus fréquens de la guérison de la hernie, l'oblitération du col du sac, par un travail inflammatoire plastique (1), le sac

(1) Le sac, avons-nous dit, est formé par le péritoine. Le péritoine est une membrane *séreuse;* or, le propre des séreuses est de sécréter une sérosité qui, dans l'état sain, facilite le jeu des organes; mais la nature de la sécrétion change avec l'inflammation de la membrane; la sérosité devient d'une couleur plus foncée, s'épaissit et fait agglutiner, *adhérer* entr'eux les organes ou les surfaces d'un organe, dans une étendue plus ou moins considérable.

Il est facile dès lors de comprendre que la compression rapprochant les deux surfaces du sac, dans le trajet du canal ou bien à la

restant vide au-dessous comme un véritable kyste, et pouvant par la suite devenir le siége d'une hydrocèle facile à guérir. Le fait suivant a jeté un grand jour sur la question.

Troisième observation. — N.-J. Robin, menuisier, était atteint de hernie inguinale incomplète au côté droit. Il fit usage d'abord d'un brayer, qu'il négligea ensuite : la tumeur prit de l'accroissement et descendit jusque dans les bourses. Arnaud fils réduisit la hernie et lui appliqua un bandage convenable : la tumeur ne reparut plus. A peine un mois s'était-il passé de l'usage du brayer, que le patient éprouva quelques douleurs avec élancemens le long du cordon spermatique. Ces douleurs s'apaisèrent au bout de quelques jours; mais il se forma petit à petit dans les bourses une hydrocèle; Arnaud la ponctionna, mais la tumeur se reproduisit. Le malade entra à l'hôpital de la Charité, où Ledran l'opéra par incision de la poche aqueuse.

« Je fendis d'abord, dit ce célèbre praticien, le scrotum dans sa longueur, depuis le bas jusqu'à l'anneau, parce que la tumeur s'étendait jusque là; alors je trouvai trois hydrocèles séparées dans lesquelles il y avait de l'eau. L'une était dans le sac herniaire même, qui, ayant été resserré en sa partie supérieure par la pelote du brayer, s'était fermé de

hauteur du collet du sac, il peut se former une *adhérence* qui sépare l'abdomen de la partie contenue dans les bourses. Ce phénomène assez rare chez l'adulte se produit naturellement chez l'enfant, à l'époque de la descente du testicule.

manière que sa cavité n'avait plus aucune communication avec celle de l'abdomen. J'avoue sincèrement que j'en fus étonné, parce que je n'avais point encore vu de sac herniaire qui se fût fermé du côté du ventre, la pelote du brayer ne faisant pour l'ordinaire que rétrécir son entrée. La seconde hydrocèle était entre la première et le muscle crémaster, dans les cellules de la tunique vaginale. La troisième était sous la tunique albuginée, etc. »

L'auteur explique l'oblitération du sac par l'inflammation occasionnée par la pelote du bandage, inflammation dont la douleur que le malade avait ressentie était un symptôme.

« J'ose assurer, dit-il, vu la douleur que le malade ressentit à l'aine quelque temps après qu'on lui eut mis le brayer, que cette douleur était un accident de l'inflammation, et qu'alors le sac herniaire se ferma, c'est-à-dire qu'il se fit une adhérence à son entrée dans les parois appuyées l'une sur l'autre. » (*Ledran, Obs. de chir*., tom. II, obs. 25, p. 153.)

Sabatier a été le premier, après Ledran, à appeler l'attention sur ce mode simple et heureux de guérison.

« Les autopsies cadavériques, dit-il, ont prouvé que dans ces cas la compression permanente du bandage suffit pour exciter dans le collet du sac une inflammation lente qui détermine l'adhérence mutuelle de ses parois et l'oblitération de sa cavité, ce qui suffit quelquefois pour prévenir efficacement le retour de la maladie ; on peut d'autant plus espérer d'obtenir ce résultat que le sujet est plus jeune. Voici quelle est la conduite à tenir lorsqu'on pense qu'un malade a fait un assez long usage du bandage pour être radicalement guéri : on enlève celui-ci, et le sujet étant debout, on place la main sur l'ouverture herniaire, et on l'engage à tousser ou à faire quelque autre léger effort ; si aucune tumeur ne paraît au dehors ou ne soulève la main, on lui permet alors de rester quelques heures seulement sans bandage, et pendant ce temps on lui défend toute espèce d'exercice ; on applique le bandage à des intervalles de plus en plus éloignés, et enfin on le supprime tout-à-fait. Le malade peut alors commencer à marcher modérément, et enfin il se livre avec ménagement à des exercices plus prolongés et plus forts ; mais il doit prendre pour très longtemps l'habitude de placer la main sur l'ouverture herniaire toutes les fois qu'il tousse, qu'il éternue, qu'il va à la garderobe, etc., ou même de porter un bandage lorsqu'il doit se livrer à quelques violens efforts. » (*Méd. opér.*, tom. III, p. 450 ; édit. de *Bégin et Sanson.*)

Les faits de cette espèce sont devenus plus fréquens depuis que les bandages ont acquis le degré de perfection qu'ils présentent aujourd'hui ; il est clair que l'art peut imiter sûrement cette espèce de travail, et c'est aussi sur cette observation qu'est basée la méthode qui nous est propre, et que nous décrirons tout à l'heure

Ravin, cité par Sabatier (*Essai sur la théorie des*

hernies, de leur étranglement et de leur cure radicale, Paris, 1822), établit en principe que, pour guérir radicalement une hernie, il faut non seulement oblitérer le sac, mais encore le trajet aponévrotique qui lui donne passage : il veut pour cela que le malade garde le repos, se basant sur cette observation de Bichat, qu'en vertu de leur propriété contractile les tissus tendent incessamment à revenir sur eux-mêmes, tant qu'aucune cause mécanique ne s'oppose à ce mouvement.

C'est aussi l'opinion de sir A. Cooper, que nous reproduirons tout à l'heure. Sans doute que, si à l'oblitération du col du sac on pouvait joindre celle du trajet aponévrotique, la guérison serait plus stable ; mais la chose n'est pas toujours possible, bien que nous l'ayons obtenue en maintes occasions. Lorsque la hernie est ancienne, volumineuse et directe (1), comme on dit, le trajet en question n'existe point, le canal est converti en un anneau, et, si la guérison a lieu, elle s'effectue par un autre

(1) J'ai dit, dans la note, page 14, que les hernies inguinales suivaient un trajet oblique, parcourant un canal d'un pouce et demi de long ; ce canal existe entre les diverses couches de fibres musculaires qui forment la paroi antérieure de l'abdomen ; on peut donc, outre les deux anneaux interne et externe, lui reconnaître deux *parois*, une *antérieure* et l'autre *postérieure*. A mesure que la hernie descend, elle pèse sur la *paroi postérieure*, qu'elle finit par affaisser complètement, si on ne la maintient pas dans l'abdomen. Dès lors, il n'y a plus de canal et l'ouverture est complètement *directe* d'avant en arrière, comme cela a lieu tout d'abord dans la hernie ombilicale, etc.

mécanisme, ainsi que nous le verrons. Cependant, dans ma longue pratique au Bureau central des hôpitaux de Paris, j'ai cru voir un assez grand nombre de hernies où les fibres de l'anneau aponévrotique avaient repris à la longue leur ressort, et où le trajet oblique effacé par la hernie s'était reconstitué ; circonstance qui me semble ajouter à la solidité de la guérison, un trajet oblique étant moins facilement pénétré par les viscères qu'un simple anneau direct. C'est là, au reste, une question dont la solution exige de nouvelles recherches nécropsiques. Je puis néanmoins affirmer que, chez les sujets atteints de hernie directe que j'ai guéris, la paroi correspondante de l'abdomen était devenue dure au toucher, épaisse, résistante, et inélastique presque comme une peau d'éléphant. J'attribue à cette espece de plastron artificiel, que je produis par ma pelote, la rareté des récidives que j'ai observées jusqu'à présent.

J.-L. Petit (*loc. cit.*), Pott (*OEuv. chir.*, tome IV), et Fabrice de Hilden, ont appelé l'attention sur les avantages du repos horizontal de tout le corps pour obtenir la guérison des hernies. — *Quatrième observation.* Un homme, dit ce dernier auteur, fut radicalement guéri d'une hernie qui existait depuis vingt ans, en restant six mois au lit (*Centurie,* V, obs. 54). D'autres citent des cas analogues, et Ledran, ainsi que Arnaud, assurent avoir vu des hernies énormes disparaître entièrement chez des personnes qui, obligées de garder le lit très longtemps, étaient devenues très maigres par suite d'une maladie grave : cette circonstance serait sans doute heureuse si elle pouvait être suivie; elle ajouterait à l'action du bandage ; mais évidemment elle est, en général, impraticable, et je ne pense pas qu'elle soit de rigueur pour le but que nous nous proposons. Nous voulons en effet obtenir la guérison sous l'influence d'un travail de phlogose adhésive; or, du moment que la hernie est parfaitement retenue par le bandage, nous ne voyons pas en quoi le repos dans la position horizontale pourrait aider ce travail, à moins que ce ne soit dans les momens où la phlogose que nous déterminons semble trop énergique. Nous ne voulons pas dire par là que le patient doive ou puisse se livrer à des exercices violens. Dans mon opinion, lorsqu'une hernie guérit à l'aide du simple repos au lit, cela a lieu en vertu de cette force de coarctation progressive du sac dont a parlé J.-L. Petit, et que le célèbre Scarpa a érigée en loi, non seulement pour les hernies, mais encore pour toute espèce de canal qui cesse de recevoir le corps qui le parcourait : ne voyons-nous pas les artères et les veines se resserrer, s'oblitérer, lorsqu'elles ne sont plus parcourues par le courant sanguin ; l'orbite s'affaisser, se rétrécir après l'extirpation du globe de l'œil; les alvéoles s'obstruer après la chute des dents, les cavités articulaires se contracter dans les luxations anciennes, etc., etc.? C'est aussi ce qui a lieu dans le sac herniaire, abandonné pendant longtemps par les viscères.

Sir Astley Cooper a le premier établi les véritables données de la guérison radicale des hernies à l'aide du bandage.

« Le véritable moyen, dit-il, d'oblitérer complètement l'orifice du sac herniaire, consiste à appliquer le bandage non seulement sur l'ouverture inguinale (1), mais encore sur celle à travers laquelle s'engage le cordon spermatique, et qui donne passage à la hernie dans les premiers temps de sa formation. Le retour de la hernie ne peut en effet être prévenu, et la cure ne saurait être radicale qu'autant que la pression portera à la fois sur l'anneau abdominal et sur le canal inguinal. Appliquée d'après ces principes, la compression a pour effet de rapprocher les parois du collet du sac, et de prévenir ainsi tout retour des viscères dans la même cavité. Si la pression est continuée pendant longtemps, il se fera à l'entrée du sac des adhérences qui interceptent la communication entre sa cavité et celle de l'abdomen. Par suite, le sac, n'étant plus distendu par la présence des viscères, diminue de volume, se contracte, et même, dans certains cas, finit par s'oblitérer entièrement : il s'agit donc d'exercer une compression sur toute la longueur du canal

(1) Pour bien comprendre ce passage, d'une très haute importance dans l'histoire de la cure radicale, il faut se rappeler ce que nous avons dit aux notes des pages 14 et 29, du canal inguinal et de ses deux anneaux. — A. Cooper donne le nom d'ouverture inguinale à l'*anneau externe*, et il désigne l'*anneau interne* sous le nom d'anneau abdominal.

inguinal. » (*OEuvr. chir.*, p. 228, édit. de Paris.)

M. Key, qui a enrichi l'ouvrage de sir A. Cooper de ses précieuses remarques, ajoute la note suivante :

« Le fait bien constaté de la réductibilité du sac dans les petites hernies démontre les avantages qu'on peut retirer de l'application du bandage lorsque le tissu cellulaire qui unit le crémaster avec le sac conserve encore sa laxité, ce qui n'a plus lieu après un long séjour du sac dans le scrotum. Une hernie petite et récente se guérit par un mécanisme différent de celui par lequel s'effectue la guérison d'une hernie volumineuse et ancienne. Dans ce dernier cas, on oppose à la descente de l'intestin un obstacle permanent, en déterminant la formation d'adhérences entre les bords de l'orifice du sac : on obtient, au contraire, la cure radicale d'une petite hernie en provoquant une sorte d'induration du tissu cellulaire qui entoure le collet du sac, ce qui empêche le péritoine de s'engager à travers l'anneau abdominal. »

M. Key a saisi parfaitement, selon nous, l'état de la question : nous nous sommes suffisamment expliqué sur ce sujet.

M. Gerdy résume de la manière suivante le mécanisme de la guérison obtenue à l'aide du bandage.

« Lorsque le brayer, dit-il, guérit le malade, tantôt c'est en resserrant l'ouverture herniaire, tantôt c'est en oblitérant le col du sac ou sa cavité par l'adhérence de ses parois, après ou sans avoir épaissi ces mêmes parois; tantôt c'est en oblitérant le canal herniaire par le pelotonnement et la condensation du sac replié sur lui même, et par sa solide union avec les parois du canal et les parties molles qui y passent; tantôt c'est le pelotonnement, l'adhérence et l'induration de l'épiploon aux ouvertures herniaires. » (*Traité des bandages et appareils*, 2e *édit.*)

Nous pouvons réduire à sept ces modes de guérison :

1° *Coarctation de la vaginale testiculaire.* — Chez les enfans, comme il n'y a pas de sac réductible, et que les viscères sont dans la vaginale testiculaire, celle-ci s'oblitère naturellement à l'anneau par simple coarctation progressive comme quand il n'y a pas de hernie : c'est cette force naturelle de coarctation du col de la vaginale qui rend si facile et si sûre la guérison de la hernie inguinale chez les enfans. J'ai observé cependant que cette guérison est beaucoup plus prompte et plus solide lorsque j'ai fait usage de la pelote médicamenteuse. La même considération s'applique à la hernie inguinale congénitale chez la femme, qui se forme, comme l'on sait, dans ce prolongement du péritoine qu'on appelle ligament de Nuck. Chez l'adulte, si la hernie est congénitale ou dès l'enfance, elle se trouve exactement dans les mêmes conditions; seulement la force de coarctation est ici moins prononcée, mais la pelote en triomphe presque constamment.

2° *Oblitération du trajet aponévrotique.* — Lorsque la hernie n'est pas congénitale, qu'elle a un sac à elle par conséquent, et que son volume n'est pas considérable, le sac est réductible en même temps que les viscères : les moyens oblitérans n'agissent alors que sur les tissus fibreux de la région. Le trajet est oblitéré en partie par hypertrophie et par lymphe plastique, et en partie par coarctation, en vertu de l'élasticité des fibres aponévrotiques. (*Key.*)

3° *Pelotonnement et adhérence du sac contre le col en guise de bouchon.* — Si la hernie est volumineuse, le sac n'est point réductible (Scarpa); il se pelotonne comme une sorte de chiffon contre le col, où il est fixé par la pelote : le travail inflammatoire, se propageant jusqu'à lui, établit des adhérences assez solides quelquefois pour empêcher les viscères de reparaître. (*Gerdy.*)

4° *Coarctation oblitérique de tout le sac.* — Dans le cas de la non réduction du sac, nous avons vu, d'après J.-L. Petit, que sa cavité se resserre progressivement jusqu'à l'oblitération : cette oblitération est surtout solide lorsqu'un travail de phlogose s'établit dans l'intérieur du sac. (*Sir A. Cooper.*)

5° *Adhérence plastique des deux côtés du col.* — C'est par ce mécanisme que la pelote médicamenteuse guérit le plus souvent. (*Ledran.*) (1).

6° *Bouchon viscéral.* — Nous avons vu que l'épiploon, l'ovaire ou tout autre viscère, peuvent s'engager dans l'ouverture herniaire, y contracter des

(1) Voir pl. 9.

adhérences solides, et guérir ainsi radicalement l'infirmité. (*Camper, Boyer, sir A. Cooper.*)

7° *Hypertrophie graisseuse.* — A. Paré et Boyer ont admis ce dernier mode de guérison, qui n'est pas bien facile à comprendre, et que quelques personnes contestent aujourd'hui.

Si l'on excepte les deux derniers mécanismes, tous les modes de guérison que nous venons d'étudier peuvent être produits par l'art. Nous n'avons voulu parler, bien entendu, que de la manière la plus générale : il est évidemment une foule de cas particuliers qui ne peuvent entrer dans les propositions que nous venons d'établir. Je devrais maintenant, pour compléter cet exposé, passer en revue les différentes opérations sanglantes qu'on a pratiquées dans ces derniers temps pour la guérison radicale des hernies : ces opérations, cependant, entre autres celles de M. Mayor de Lausanne, et de M. Bonnet de Lyon, étant mortes en naissant, je ne m'arrêterai pas à en faire voir les inconvéniens et les dangers. Je dirai seulement un mot du procédé d'invagination de M. le professeur Gerdy; je ne puis mieux faire que d'emprunter le jugement qu'ont porté à ce sujet MM. les rédacteurs du *Dictionnaire des dictionnaires de Médecine.*

« L'invagination des tégumens, disent-ils, comme l'a fait M. Gerdy, ou avec la modification de M. Leroy ou celle de M. Signoroni, semble au premier coup d'œil être douée d'une plus grande efficacité. M. Velpeau l'a pratiquée une fois avec succès; M. Gerdy a opéré ainsi une trentaine de malades; mais, bien que plusieurs d'entre eux aient semblé guéris, M. Velpeau pense qu'il est prudent d'attendre avant d'adopter cette méthode exclusivement : en effet, le bouchon que l'on fixe ainsi dans le canal inguinal ne doit y contracter que des adhérences assez faibles, et tout porte malheureusement à croire qu'un peu plus tôt, un peu plus tard, les viscères le refouleront au dehors pour reparaître à l'anneau sous forme de hernie; toujours est-il qu'un jeune homme et d'autres malades qu'on avait crus guéris d'abord, et que M. Velpeau a vus depuis, en sont exactement aujourd'hui au même point qu'avant l'opération. J'ajouterai, dit M. Velpeau, que sans être absolument dangereuse; que, sans exposer sérieusement, comme on l'a cru, à blesser l'artère épigastrique, elle peut cependant amener une inflammation phlegmoneuse grave de la région iliaque, et même une péritonite mortelle. » (Tom. IV. p. 609.)

Ce jugement est un peu sévère : je ne professe donc pas complètement la même opinion. — *Cinquième observation*. Toutefois, je dois dire qu'un homme opéré par M. Gerdy s'est présenté au bureau central cinq mois après être sorti de l'hôpital, et que, dans l'espace de trois jours, il avait éprouvé deux fois des accidens d'étranglement causés par l'ouverture extérieure diminuée, mais non oblitérée.

Il me reste à parler de la méthode de M. Belmas, bien supérieure aux autres, et par rapport aux hernies, et surtout par rapport aux conséquences physiologiques que la science en doit retirer.

Le procédé très ingénieux de M. Belmas me paraît d'une application assez difficile, puisqu'il a échoué entre les mains de M. Velpeau : il n'appartient donc qu'à son auteur de le mettre en pratique. Les heureux succès qu'il a obtenus, et auxquels il n'a pas donné assez de suite, ne me semblent pourtant pas encore assez nombreux pour autoriser un jugement trop favorable : la méthode que j'emploie, et qui depuis dix ans m'a réussi constamment, est de beaucoup donc la plus certaine, et la seule qui jusqu'ici mette à l'abri des récidives.

ACTION DE LA PELOTE MÉDICAMENTEUSE.

Les pelotes dont on s'est servi jusqu'à présent n'ont été employées que comme simple remède mécanique ; et, lorsqu'elles ont agi autrement, c'est accidentellement et en dehors de l'intention qu'on s'était proposée : on n'avait songé en effet qu'à boucher simplement le passage des viscères, et, soit que le sac eût été réduit, soit qu'il fût resté en place, on ne visait qu'à aplatir l'anneau aponévrotique, à refouler la paroi ventrale correspondante, et à s'opposer mécaniquement au retour de la hernie. Nous venons de voir cependant que ce mode d'action, tout imparfait qu'il est, avait produit dans quelques cas des effets dynamiques ou vitaux, enflammé les parties et déterminé la guérison radicale de l'infirmité. Cet effet, cependant, n'a été qu'accidentel, pour ainsi dire, puisqu'il n'existe rien dans les pelotes ordinaires qui soit propre à le reproduire constamment à volonté, et au degré d'intensité que l'état des parties pourrait réclamer.

A part cette lacune essentielle de l'action vitale, les pelotes généralement employées ont (ainsi que l'a fait voir *sir A. Cooper*, cité plus haut) un défaut fondamental, c'est de n'agir que sur l'ouverture externe de la hernie, en guise de plaque superficielle, et de laisser béante l'ouverture interne. Cette circonstance permet aux viscères de s'engager de nouveau dans cette ouverture; et, bien qu'ils ne reparaissent pas au dehors, si l'anneau externe est bien bouché, ils se créent un nouveau domicile anormal dans l'épaisseur même de la paroi abdominale, et constituent ce qu'on a appelé dans ces derniers temps des hernies interstitielles. Ajoutons qu'en supposant que l'ouverture externe s'oblitérât à la longue emplastiquement, cet obstacle, étant trop faible pour résister à l'impulsion des viscères, n'empêchera pas la hernie de reparaître, puisqu'elle n'avait été que masquée, pour ainsi dire, par la pelote. Ces raisons basées sur l'observation exacte, j'ai eu mainte et mainte fois l'occasion de les vérifier dans la pratique; elles rendent parfaitement compte de l'insuffisance des pelotes ordinaires, je ne dis pas à guérir, mais même à *contenir exactement* la plupart des hernies chez l'adulte.

Partant de ces faits, je me suis efforcé d'organiser des pelotes de telle sorte qu'elles pussent remplir cette double indication : 1° *aplatir, refouler, oblitérer, tout le trajet aponévrotique de la hernie, surtout son ouverture abdominale, de manière à prévenir toute hernie interstitielle autant que les conditions anatomiques de la partie peuvent le permettre ; 2° provoquer, à l'aide de médicamens joints à la pelote elle-même, une inflammation sourde et permanente dans les tissus comprimés, dans le double but de déterminer entre leurs mailles une sécrétion abondante de lymphe plastique, capable d'oblitérer organiquement le col du sac ou le trajet de la hernie, et de fortifier en même temps la paroi ventrale qui avait donné naissance à la tumeur.*

J'ai voulu par là, comme on le voit, créer des *pelotes* capables d'agir à volonté, et comme *moyen mécanique*, et comme *remède dynamique* ou vital à la fois : tel est le problème que je me suis proposé de résoudre, et auquel ma pratique a parfaitement répondu depuis nombre d'années sous les yeux des meilleurs praticiens de la capitale (1).

(1) *Sixième observation.* — Un de nos honorables confrères, en même temps que l'un des bons praticiens de Paris, avait, chez une demoiselle atteinte d'une hernie inguinale directe, employé des sachets médicamenteux, sous la pelote d'un bandage : ces essais, assez longtemps continués, sont demeurés complètement infructueux. Il en sera ainsi toutes les fois qu'on interposera un corps étranger entre la pelote et le trajet herniaire ; le moindre mouvement amène un changement de direction dans l'action compressive ; nous en voyons, tous les jours, des exemples dans les

Pour ce qui est de la *première indication*, je n'avais qu'à me conformer à la disposition anatomique de la hernie, disposition très variable, comme on sait, non seulement aux différentes régions, mais aussi selon le volume, l'espèce et l'ancienneté de la hernie dans une même région : de là une variété considérable de pelotes dont nous sommes obligés d'être pourvus pour répondre aux différens cas qui se présentent. Ces variétés, cependant, je suis parvenu à les grouper dans un petit nombre de types que l'expérience m'a appris à reconnaître au premier coup d'œil; de sorte que chaque hernie porte pour ainsi dire le numéro de son type, et par conséquent de la pelote qui lui convient. Je ne m'étendrai pas davantage sur ce sujet, qui est aujourd'hui parfaitement acquis à la science.

J'arrive au *second point*. Pour donner à la pelote la faculté de produire des effets dynamiques ou vi-

bandages à pelote mobile, un des non sens mécaniques que l'on ait pu imaginer.

Cette même personne a été guérie en moins de trois mois de l'usage de mes bandages à pelote médicamenteuse.

Septième observation. — Un jeune homme de Lyon, âgé de 29 ans, atteint de deux hernies, avait également eu recours à l'emploi de sachets médicamenteux contenus par un double bandage, d'après le conseil de M. Bonnet, de Lyon : le résultat était complètement nul lorsque je reçus sa visite, en décembre 1841. C'étaient deux *hernies épiploïques au troisième degré*. Je remplaçai les bandages et les sachets par un *bandage circulaire* à double pelote médicamenteuse (Pl. 14, fig. 3). Ce monsieur, que j'ai revu ces jours derniers, a cessé complètement l'usage de tout bandage depuis plus de deux ans; la guérison est complète.

taux, je l'ai rendue creuse sans rien ôter à sa solidité et à sa forme, et j'ai organisé dans son intérieur un réservoir capable de loger les substances médicamenteuses.

Recouverte en gomme élastique préparée, et percée de trous pour livrer passage à ces médicamens, elle est adaptée à des ressorts (1) de force variable,

(1) Le ressort est le principal agent de la force compressive; aussi a-t-on cherché de tout temps à en perfectionner la construction et changer le mode d'action; sous prétexte d'invention et de perfectionnement, on a dernièrement proposé de le supprimer.

Sans nous arrêter à discuter ce qui n'est d'aucun usage, je dirai quelques mots sur les différentes espèces de *bandages* ou *brayers* employés en France.

Le *brayer* le plus anciennement connu est généralement désigné sous le nom de *bandage français* ou tout simplement de *bandage;* il se compose d'un ressort ou bande d'acier, embrassant à peu près les trois cinquièmes de la circonférence du corps, terminé du côté de la hernie par une plaque rembourrée, et de l'autre par une lanière qui revient s'attacher à la plaque ou *pelote*; dans son application, il part de l'anneau herniaire, embrasse immédiatement la hanche la plus voisine, s'étend derrière elle et trouve un point d'appui sur la région lombaire du côté opposé.

Un bandage de cette sorte, bien fait, peut couvrir toute la longueur du canal et agir avec efficacité sur l'anneau interne; mais il faut pour cela que la pelote soit maintenue fixe, d'un côté par la lanière ou *courroie*, et de l'autre, par un lien qui, de la partie postérieure du ressort, vient également s'attacher à la pelote, en passant par *dessous la cuisse*, pour combattre l'action du ressort qui tend toujours à ramener la pelote en haut et en dehors, et parfois à laisser découverts l'anneau externe et même le canal.

- Ce bandage se trouve partout et à bon marché, et sous ce rapport il rend de grands services à la classe pauvre, qui peut aujourd'hui maintenir une hernie, lorsqu'elle apparaît, c'est-à-dire dans les circonstances les plus favorables; pour *les hernies du troisième*

suivant les circonstances : c'est sur la bonne disposition de ces pelotes, sur les médicamens qu'elles contiennent et qu'elles mettent constamment en contact avec la peau, que repose toute l'efficacité du traitement, bien entendu que la réduction des hernies doit être parfaite et permanente.

L'action des médicamens doit être convenablement dirigée : modérée d'abord, elle ne devra provoquer que graduellement l'irritation de la peau et des tissus sous-jacens; cette irritation ne devra jamais être portée jusqu'à l'inflammation suraiguë;

degré, cet appareil est complètement inefficace, tel qu'il existe généralement.

Une autre espèce de brayer, appelé communément *bandage anglais* ou *bandage à pelotes*, est composé d'un ressort terminé par deux pelotes destinées à s'appliquer, l'une sur le milieu du dós, l'autre sur l'ouverture herniaire. Tantôt le ressort contourne la hanche du côté de la hernie; tantôt, au contraire, celle du côté opposé; dans le premier cas, il embrasse les deux cinquièmes de la circonférence du corps; dans le second, les trois cinquièmes, comme le bandage français, mais du côté opposé; le premier de ces deux genres donne « l'idée d'une pince largement ouverte qui abandonne » avec la plus grande facilité la partie qu'elle embrasse, dès que » celle-ci exécute le moindre mouvement. » (Scarpa, Belmas, *Mémoire sur la contention des hernies*, p. 19.) On y a généralement renoncé.

Les *bandages anglais* du second genre qui, embrassant les trois cinquièmes de la circonférence du corps contournent la hanche du côté sain, pour aller prendre un point d'appui derrière elle, sont beaucoup plus répandus : ils offrent des avantages et des inconvéniens : l'action du ressort s'opérant du côté de la hanche opposé à la hernie, la pelote tend toujours à se porter sur l'anneau externe; la compression d'ailleurs est plus directe ; ils sont donc supérieurs aux autres, dans les hernies complètes et directes; mais c'est à eux

elle ne doit même pas empêcher les malades de marcher ou de vaquer à leurs affaires; il est à peine nécessaire de dire que l'activité des médicamens sera subordonnée aux diverses circonstances d'âge, de sexe, d'irritabilité individuelle. Si l'irritation des tissus s'élevait jusqu'à l'inflammation intense, il faudrait suspendre momentanément le traitement pour recourir aux antiphlogistiques : un léger degré d'inflammation permanente est ce qu'il faut pour provoquer ou hâter la guérison.

Lorsqu'on songe aux effets lents de la phlogose

surtout que se rapporte le passage de sir A. Cooper, qui leur reproche de laisser béante l'ouverture abdominale ou anneau interne. (V. plus haut p. 32, lig. 1re et suiv., et p. 39, lig. 7 et suiv.) On peut et doit donc les regarder comme des appareils exceptionnels.

Les critiques adressées à ces deux genres de brayers sont évitées dans les *bandages circulaires* dits *à la Camper* (V. pl. 11, 12, 13, 14, 15 et 16.)

Ils contournent toute la circonférence du bassin dont ils embrassent les onze douzièmes; maintenus, par conséquent, d'une manière fixe et invariable, sans appeler à leur secours ni *courroies* ni *sous-cuisses*, ils ne tendent pas, comme les *bandages français*, à remonter continuellement en dehors et au-dessus du canal, de manière à laisser échapper la descente, dans les hernies directes; ils ne tendent pas non plus, comme les *bandages anglais*, à se porter continuellement en bas et en dehors, de manière à laisser l'anneau interne continuellement béant; plus forts que les premiers, ils ont moins d'élasticité que les seconds, et agissent par *résistance* plutôt que par *puissance*, évitant ainsi d'affaiblir la paroi antérieure du canal, ce qui rend impossible la cure radicale.

Le seul reproche que l'on puisse adresser aux *bandages circulaires*, c'est d'être d'une construction très difficile, et par conséquent d'un prix élevé.

sourde dans nos tissus, à l'épaississement, aux adhérences solides qu'elle produit à de grandes profondeurs, on comprendra sans peine qu'une pareille action qu'on produit volontairement et conjointement à la compression puisse amener la guérison radicale de la hernie. Les tissus qu'il s'agit de modifier n'ont pas une grande profondeur; chez les personnes dont l'embonpoint est peu prononcé, on trouve à peine un demi-pouce de distance entre le col et le derme; chez celles qui sont douées de beaucoup d'embonpoint, cette distance est plus grande, il est vrai; mais le premier effet de la pelote est de faire disparaître la graisse, par absorption : les conditions par conséquent se trouvent à peu près les mêmes chez tous les sujets, sous ce rapport.

L'espèce de subphlogose que la pelote détermine a d'abord pour siége le tissu cutané; elle marche de proche en proche sur le tissu cellulaire sous-dermique, sur les aponévroses, sur le tissu cellulaire extra-péritonéal, et enfin sur le sac lui-même. Cette propagation arrive d'autant plus sûrement, que toutes ces parties, étant comprimées et aplaties, se trouvent très rapprochées entre elles, et par conséquent plus en état de partager l'irritation cutanée. S'il ne s'agissait ici que d'une simple question théorique, je devrais naturellement m'attendre à une foule d'objections; mais, comme l'expérience a déjà prononcé favorablement, je crois inutile d'entrer dans de plus grands détails.

Pour arriver à ces résultats, j'ai dû faire, on le conçoit, d'innombrables essais ; il s'agissait de trouver une combinaison de substances telle qu'elle pût offrir les qualités suivantes : 1° d'être *porphyrisable ;* 2° d'être *déliquescente en contact avec la peau ;* 3° d'être *très pénétrante à travers les mailles fines des tissus ;* 4° enfin de *provoquer le travail plastique dont nous avons parlé sans nuire à la constitution.*

Après une foule d'expériences faites d'abord sur moi-même, ensuite sur des sujets d'âges différens, j'ai dû m'arrêter à un mélange dont la base est l'*iodure de potassion :* on se tromperait si on voulait employer cette préparation sans aucun mélange ; j'ai établi à ce sujet différentes combinaisons, que je varie selon les conditions de la hernie, l'âge de l'individu et le degré de vulnérabilité de la peau. Il en est de cela comme du degré d'énergie des injections vineuses qu'on pratique pour la guérison de l'hydrocèle. Dans ces derniers temps, on a employé de l'iode pour provoquer l'oblitération de la poche de l'hydrocèle : c'est aussi en vertu de la même propriété qu'agit probablement l'iodure de potassium dans la guérison de la hernie.

Les observations nombreuses que j'ai recueillies et que je pourrais rapporter ici n'offriraient au lecteur qu'un intérêt secondaire ; mais elles me donnent le droit d'en tirer les conclusions suivantes, qui, pour moi, sont aujourd'hui des propositions incontestables.

1° *Le traitement radical des hernies par les bandages à pelotes médicamenteuses est un fait certain.*

2° *Il est également efficace dans les hernies inguinales, crurales et ombilicales.*

3° *On ne peut pas assigner de limites à la durée de la guérison obtenue par ce traitement.*

I. *Le traitement radical des hernies par les bandages à pelotes médicamenteuses est un fait certain.*

A l'appui de cette proposition, je me contenterai de citer les observations suivantes (1) :

Huitième observation. — M. A. de L*** est né à Toulouse; brun comme la plupart des Méridionaux, il est petit et m'a paru d'une constitution délicate et même assez chétive, lorsqu'il vint me voir dans l'hiver de 1841. Son père a porté toute sa vie un bandage pour une hernie inguinale, ainsi qu'un de ses oncles (2).

(1) Les observations très peu nombreuses qui se trouvent dans ce Mémoire ont toutes été recueillies sous les auspices de praticiens distingués et publiées dans les journaux spéciaux de médecine.

(2) L'opinion le plus généralement admise attribue les hernies à de violens efforts; les cas auxquels on peut assigner cetle cause unique sont assez rares : ils se présentent une fois sur vingt.

Presque toujours, c'est-à-dire dix-neuf fois contre une, la hernie se produit spontanément, sans cause appréciable réelle : on conçoit dès lors que l'hérédité, je veux dire une prédisposition transmise, peut et doit jouer un grand rôle dans l'histoire des causes herniaires.

L'action de cette cause se dévoile par la manière dont ces infir-

M. de L***, à l'âge de dix-neuf ans, ressentit, à plusieurs reprises, dans la région du cordon spermatique du côté droit, quelques douleurs pour lesquelles il consulta un médecin. Celui-ci les attribua à des désirs non satisfaits et lui conseilla de mener la vie de jeune homme. Les douleurs disparurent pendant plusieurs mois : mais un matin, au moment de se lever, M. de L*** les éprouva plus vives que jamais, et en portant la main à l'endroit douloureux, il sentit une petite tumeur qu'il fit rentrer facilement; elle reparut dès qu'il fut debout. Le jour même, il appliqua un bandage, qu'il a, depuis lors, continuellement porté.

M. de L*** est aujourd'hui âgé de trente-huit ans; sa hernie datait donc de quinze ans, quand il est venu me consulter; elle descendait de près de deux centimètres au-dessous de l'anneau externe; hernie complète des anciens, et que j'appelle une hernie du troisième degré. Nous étions alors à la fin de janvier. Je lui conseillai l'usage du bandage à pelotes médicamenteuses ; pour combattre son indécision, je l'engageai à prendre conseil de plusieurs chirur-

mités se forment dans la plupart des cas ; c'est le plus souvent à la suite d'une augmentation de volume des parties renfermées dans le ventre, que l'on les voit paraître : elles se développent lentement, par degrés, sans secousse ; et puis, il arrive un jour, qu'à la suite d'un effort de toux ou autre, l'on éprouve une douleur, parce que la hernie poussée avec plus de force se trouve comprimée dans le canal ou par l'ouverture herniaire ; mais cet effort ne serait pas une cause suffisante, s'il n'existait pas une prédisposition, la plupart du temps héréditaire.

giens, au nombre desquels se trouvait le nom de M. le professeur Lisfranc.

Je ne revis M. de L*** que le 11 avril; il me dit avoir pris plusieurs avis, entr'autres celui de M. Lisfranc : le chirurgien de la Pitié l'avait seul confirmé dans l'espoir d'une guérison par l'emploi de mon système; ce qui lui inspirait surtout de la confiance, c'est que je lui avais, en outre, conseillé un régime tonique, dont il se trouvait parfaitement bien, puisqu'en moins de trois mois il avait recouvré beaucoup de forces, et que la hernie était revenue au premier degré.

Je lui appliquai donc mon bandage, le lendemain 12 avril; je dirigeai son traitement pendant plusieurs jours, et quand il se fut bien pénétré de mes instructions, je n'en entendis plus parler.

M. A. de L***, en passant à Paris, est revenu me voir le 6 novembre; il me dit avoir suivi mon traitement et porté son bandage pendant treize mois; après onze mois de traitement il avait cessé l'emploi de toute substance irritante, parce qu'il ne sentait plus aucune espèce de tumeur; mais comme je lui avais conseillé de porter le bandage pendant un an au moins, il avait jugé plus prudent de le conserver au delà de l'expiration de mon ordonnance, jusqu'à la fin de mai 1842.

Voilà donc près de trois ans que M. de L*** est parfaitement guéri de sa hernie; la peau est ferme, presque dure dans cette région; l'anneau externe est comme oblitéré; tout le canal aplati et comme refoulé. — Le doigt porté à la hauteur de l'anneau interne ne ressent aucune impulsion, dans les secousses de toux, ni dans les efforts de propulsion : c'est une guérison parfaite.

Neuvième observation. — En tournant un laminoir, à l'âge de 14 ans, M. S*** sentit se former une grosseur dans l'aine du côté droit; on y appliqua de la crasse de meule avec du vinaigre très fort; ce moyen ne fut continué que pendant trois semaines.

Il est, au reste, d'habitude dans les campagnes de la Bourgogne, où son usage est très répandu, de l'abandonner au bout d'une quizaine de jours, ce qui revient à dire que les cataplasmes de crasse de meule avec du vinaigre guérissent les hernies, quand il n'y a pas de hernie, à peu près comme les compresses de *bon vinaigre*, auxquelles on adjoint quelques verres de *bon vin blanc*, dans la Vendée.

Deux ans après, la hernie ayant pris un nouvel accroissement, M. S*** se décida à porter un bandage; la hernie, m'a-t-il dit, ne dépassait pas l'anneau.

Ce bandage fut porté sans interruption pendant cinq ans, depuis l'âge de 16 ans jusqu'à 21 ans; de 21 à 23, la hernie n'a pas reparu, bien que l'emploi du bandage ait été abandonné; ensuite elle est revenue sans cause manifeste; mais peu à peu elle a fait des progrès, assez lents jusqu'à l'âge de 41 ans, c'est-à-dire pendant dix-sept années; alors elle descendait dans le scrotum jusque devant les testicules, et formait en dehors de l'anneau une tumeur de la grosseur d'un œuf de poule.

Il y a douze ans, M. S*** se décida à consulter un chirurgien, et il s'adressa à M. Sanson aîné, alors chirurgien de l'Hôtel-Dieu, membre de l'Académie et professeur de clinique à l'École de médecine, qui lui conseilla de prendre un bandage de M. Verdier; c'était en 1833.

Après un an de l'usage de ce bandage, au mois d'octobre 1834, M. S*** vint également me consulter : à cette époque sa hernie était complète et descendait de deux bons pouces en dehors de l'anneau; le bandage contenait assez bien la hernie; mais, le bandage ôté, la hernie se reproduisait par le moindre effort de toux; elle se reproduisait également si M. S*** restait queques momens sans porter son bandage; la compression n'avait donc pas produit une grande amélioration; l'anneau présentait une ouverture de dix à douze lignes; le pouce y entrait facilement : M. S*** avait alors 41 ans.

Pendant six semaines je fis porter un simple bandage contentif; vers le milieu du mois de décembre, je substituai le bandage à pelote médicamenteuse : M. S*** l'a porté huit mois.

Après ce temps, les plus grands efforts de toux ne faisaient point reparaître la hernie; on ne pouvait engager l'extrémité du petit doigt qu'avec difficulté et elle ne pouvait pénétrer dans le canal.

Dixième observation. — M. G***, très brun, mais

petit, d'une constitution faible, délicate, aux chairs molles, était âgé de 30 ans, lorsqu'il vint me consulter, le 13 octobre 1833 : il était alors atteint de deux hernies, survenues l'une après l'autre, à onze mois de distance, sans que M. G*** pût les rapporter l'une ou l'autre à aucune cause appréciable.

La hernie droite était complète et descendait dans les bourses, en accompagnant le cordon jusqu'à la partie supérieure du testicule, dont elle aurait pu paraître une dépendance, si l'on n'eût fait attention qu'à l'apparence de la tumeur; mais la séparation de cet organe était assez distincte : longue de deux pouces environ, depuis l'anneau jusqu'au testicule, et renfermée dans l'enveloppe du cordon, cette tumeur présentait des alternatives de mollesse et de dureté; mais elle était dure le plus souvent, et devenait alors très douloureuse, en même temps qu'elle opposait une résistance insurmontable aux tentatives de réduction.

— Au dessus et un peu en dehors, dans le canal même, entre sa paroi externe et l'enveloppe du cordon, existait une autre grosseur dépassant l'anneau d'un demi-pouce à peu près, molle, souple, rentrant facilement et ne causant jamais de gêne.

Le volume et la dureté de cette seconde tumeur augmentaient instantanément par les moindres efforts de toux et par l'éternuement.

L'anneau présentait une dilatation assez grande

pour permettre l'introduction d'une pièce de quarante sous.

La hernie gauche, formée uniquement par une anse intestinale, ne descendait presque pas en dehors del'anneau; elle était souple, molle et rentrait avec la plus grande facilité.

Je fis à M. G*** l'application d'un bandage circulaire à deux pelotes. (Pl. 14, fig. 3.)

Quatre mois après, la hernie du côté gauche était complètement guérie; vers le septième mois, M. G*** essaya de marcher sans bandage, sans avoir pris mon avis. Il fit une chute, et il reparut à l'aine du côté droit une tumeur de la grosseur d'un œuf, douloureuse, très dure, marronnée et complètement irréductible. Je me trouvai en consultation avec M. le professeur Lisfranc, par les sages avis duquel on se contenta de faire des frictions avec une pommade d'iodure de potassium.

Le onzième jour, la hernie rentra et le bandage fut réappliqué. Depuis ce temps, M. Lisfranc a revu plusieurs fois le malade, et la hernie n'ayant plus reparu, nous fûmes d'avis de cesser l'usage du bandage et des poudres médicamenteuses, le 11 août de l'année suivante.

Depuis lors, M. G*** n'a plus porté de bandage; la hernie n'a point reparu, et aucun symptôme ne peut en faire soupçonner l'existence.

On voit, par cet exemple, qu'il ne faut pas abandonner le bandage aussitôt que la hernie a cessé de paraître; on doit le porter encore un certain espace de temps, proportionné à l'âge de la personne, au volume, à l'ancienneté de la hernie, et au temps qu'a nécessité la guérison.

Onzième observation. — M. Canninck, âgé de 42 ans, est né dans le nord, à Arras; d'une constitution assez molle, d'une profession tranquille, musicien, il ne se rappelle point de fortes maladies. Ses parens portaient-ils des hernies? M. Canninck l'ignore.

En 1823, voilà près de vingt-deux ans, il est survenu, sans cause appréciable, une petite tumeur dans le creux de l'aine du côté droit; rien n'était alors apparent; mais cette douleur a augmenté peu à peu, et M. Canninck ne tarda pas à sentir et à voir une petite tumeur qui s'allongeait obliquement de haut en bas, et de dehors en dedans; cela lui faisait l'effet d'une prune de mirabelle.

Il prit alors un bandage à double pelote de Wickham et Hart, qu'il ne cessa de porter jusqu'en 1827, époque où il essaya, dans l'espoir de guérir, un bandage américain. La hernie occupait alors tout le canal; puis, la guérison n'arrivant pas, il fit usage, en 1831, d'un bandage à pelote triangulaire et à forte pression, dû à un de nos confrères de Paris, M. le docteur F***. M. Canninck prétend avoir porté ce dernier bandage, sans interruption, jusqu'à l'époque où il vint me consulter; il était alors, me dit-il, fatigué de voir la hernie augmenter au lieu de guérir; c'était le 16 juillet de l'année 1835; la hernie était alors bien caractérisée, remplissant largement le canal, qu'elle avait considérablement dilaté, et descendant jusqu'à un pouce en dehors de l'anneau, lorsque M. Canninck marchait quelque peu sans bandage.

Le bandage à pelote médicamenteuse fut placé le 26 juillet de la même année.

Depuis longtemps il n'existe plus de hernie, et l'anneau du côté droit n'est pas plus dilaté que celui du côté gauche; les efforts de toux ne font pas éprouver un choc plus sensible à droite qu'à gauche; en un mot, la guérison est complète.

Ces deux dernières observations ont été envoyées à l'Académie royale de médecine, qui a nommé une commission pour examiner les deux faits; les personnes qui me les ont fournies ont été examinées par les commissaires; en un mot, ces observations sont aujourd'hui incontestables.

Je pourrais citer les noms des commissaires, tous hommes de conscience et de talent; mais il m'a toujours répugné de mettre en avant d'autres noms que le mien, alors même qu'il ne s'agit que d'un point scientifique. Je garderai le même silence à l'égard d'un très grand nombre de mes confrères habitant la capitale et quelques villes départementales, qui ont eu la complaisance de m'adresser quelques malades; les uns l'ont fait par amitié pour moi, je leur en adresse ici mes remercîmens; quelques autres ont été mus par un autre sentiment, celui de l'incrédulité. Il n'en est pas un seul aujourd'hui qui puisse seulement me reprocher de l'exagération.

II. *Le traitement radical des hernies par les bandages à pelotes médicamenteuses est également efficace dans les hernies inguinales, crurales et ombilicales.*

Je désire éviter toute erreur dans l'énoncé de cette proposition ; le mot *également* ne veut pas dire que les hernies crurales (1) et ombilicales ne présentent pas plus de difficultés; je suis loin de prétendre qu'elles ne demandent pas plus de temps ; mais j'affirme que les hernies crurales et ombilicales sont *également* curables par les bandages à pelotes médicamenteuses.

Douzième observation. — M. M***, à Paris, rue Neuve-Saint-Augustin, a maintenant trente-quatre ans; brun, d'une constitution forte, il a toujours joui d'une santé parfaite; son enfance n'a rien offert de remarquable. Il n'existe pas de hernie dans sa famille.

En 1830, il aperçut dans le pli de la cuisse, du côté gauche, une petite tumeur à laquelle il fit peu d'attention, ne voyant aucune cause à laquelle il pût la rapporter ; il ne se rappelle aucune fatigue, aucun effort précédent. C'est, du reste, ce qui arrive dans le plus grand nombre des cas. Cette tumeur augmenta peu à peu de volume, et finit par

(1) Voir l'explication des planches 2 et 3.

produire des douleurs aiguës, mais complètement locales; à aucune époque, il n'y eut de retentissement dans l'abdomen.

M. Ant. Dubois était alors le chirurgien de sa famille; c'est à lui que M. M*** s'adressa. Le célèbre professeur constata l'existence d'une hernie crurale gauche, pour laquelle il lui conseilla de s'adresser à moi. Je lui donnai un bandage crural simple.

M. M***, alors âgé seulement de vingt-un ans, a porté ce bandage avec le plus grand soin, pendant dix-neuf mois, sans jamais le quitter ni jour ni nuit; la tumeur disparaissait sous la pression du bandage, pour reparaître dès que l'appareil était ôté.

Fatigué de ne pas voir la hernie guérir, ainsi que M. Dubois le lui avait fait espérer, M. M*** négligea quelque peu l'emploi du bandage, c'est-à-dire qu'il lui arriva parfois de le mettre de côté, pendant un ou plusieurs jours.

La hernie se maintint, plusieurs années, dans un état presque stationnaire; toutefois, elle avait quelque peu augmenté de volume dans les derniers temps.

Cependant, M. le professeur Lisfranc avait remplacé M. Ant. Dubois, comme chirurgien de la famille. Consulté en 1840 pour cette tumeur, M. Lisfranc conseilla l'usage des pelotes médicamenteuses, afin de tenter la cure radicale de la hernie, qui présentait alors le volume d'un petit œuf de poule.

M. M*** a suivi ce traitement, pendant neuf mois. Au bout de ce temps, il n'existait plus aucune trace de la hernie. La peau de cette région était déprimée, ferme, comme adhérente aux parties sous-jacentes.

J'ai revu M. M*** au mois de juillet dernier; la guérison s'est parfaitement soutenue. L'ouverture externe du trajet herniaire ne se sent plus, pour ainsi dire; il est comme effacé, et ce n'est qu'avec une complète connaissance anatomique de cette région qu'on peut en retrouver la trace.

Toutefois, M. M*** fait encore, par intervalle, usage de son bandage; voici à quelle occasion.

Il existe, à la partie externe et supérieure de l'aine, en dehors de l'arcade crurale, une petite tumeur molle, dépressible, se laissant facilement déplacer et remontant presque jusqu'à quatre centimètres au-dessous de l'épine iliaque supérieure et antérieure, on dirait un ancien sac, privé de pédicule(1). Quand M. M*** est demeuré quinze jours, un mois, six semaines, sans porter de bandage, il lui semble que cette tumeur augmente de volume; c'est comme un kyste qui se remplit. M. M*** applique le bandage sur cette tumeur pendant une journée et elle revient à son volume ordinaire, c'est-à-dire, un petit noyau de prune.

Est-ce l'ancien sac qui se remplit de liquide? est-ce une tumeur graisseuse dans laquelle les mouvemens de la jambe développeraient un travail hypérémique? est-ce tout simplement un ganglion? Je l'ignore. — Mais cette tumeur est complètement in-

(1) Voir page 24 l'observation de Ledran.

dépendante de l'abdomen. Si le doigt est placé sur l'anneau crural, l'on fait remonter cette tumeur avec facilité, en dehors du doigt, et les efforts de toux ne communiquent aucune impulsion.

Voilà plus de quatre ans que la guérison s'est soutenue.

Treizième observation. — Mademoiselle C. L***, d'un tempérament lymphatique, brune, née à Paris, tomba d'un tilbury le 14 juin 1832. — Sa mère était atteinte d'une hernie ombilicale.

Pendant longtemps elle fut en proie à des coliques, à des douleurs d'estomac, sans savoir précisément à quelle cause les rapporter. A la suite d'une conversation que j'eus avec son médecin, Mlle L*** vint me voir le 21 février 1834 : je reconnus l'existence d'une hernie crurale du côté droit. Cette hernie, peu volumineuse, rentrait facilement par le seul fait de la position horisontale; c'était le motif qui avait empêché de la reconnaître plus tôt.

Je conseillai la cure radicale.

Le premier effet de l'application du bandage fut la cessation de tous les malaises antérieurs.

La cure fut entreprise le 14 mars, et j'employai le bandage crural demi-circulaire. (Pl. 15, *fig.* 1re, et pl. 16, *fig.* 3.)

Le 27 août suivant, c'est-à-dire après deux mois et demi de traitement, la guérison était assez complète pour que je pusse permettre à mademoiselle C. L*** de marcher sans bandage.

Elle ne le porte que pour monter à cheval, et

jamais depuis cette époque il ne lui est survenu la moindre colique, la moindre douleur d'estomac.

Les efforts de toux, même les plus violens, ne font pas reparaître l'intestin; je puis donc regarder cette guérison comme complète.

DE LA HERNIE OMBILICALE.

Les faits qu'on vient de lire se rapportent aux hernies inguinale et crurale. Il est cependant une autre espèce de hernie, non moins fréquente que les précédentes et qui mérite à un très haut degré l'attention des praticiens : nous voulons parler de la hernie ombilicale, autrement dite *exomphale* ou *omphalocèle*. Cette infirmité est d'autant plus digne d'intérêt qu'elle est plus que les autres sujette à des accidens formidables. On sait que lorsqu'elle s'étrangle la hernie ombilicale se termine plus souvent que les autres par la mort; et, bien que j'en aie opéré plusieurs avec succès dans ces circonstances, je ne puis que confirmer par ma propre expérience le pronostic grave que les auteurs ont établi à cet égard. Mon but étant seulement la guérison radicale des hernies simples, je m'arrêterai à cet ordre d'idées unique.

Un fait important, et qui n'a été signalé par aucun auteur que je sache, c'est que plus la cicatrice ombilicale est naturellement placée près de la symphyse du pubis, plus la prédisposition à la hernie est grande. L'on s'étonnera peut-être de cette assertion, si l'on réfléchit que, d'après les idées reçues, l'ombilic serait, chez l'enfant de neuf mois, sculpté précisément dans le milieu du tronc. Or, c'est là précisément ce que je conteste. M'étant autrefois livré à l'exercice de l'obstétrique, j'ai pu examiner avec soin plusieurs enfans nouveau-nés, et je me suis assuré, par des mesures exactes, que le cordon ombilical était, à l'âge de neuf mois, implanté, tantôt dans le milieu, tantôt au-dessus ou au-dessous de ce point. J'ai cru remarquer ensuite que les enfans qui portaient une hernie ombilicale, soit congénitale, soit accidentelle, étaient précisément de ceux dont l'ombilic était naturellement bas. J'ai vérifié cette observation chez des adultes atteints de cette espèce de hernie ; cela ne veut pas dire cependant que sans cette condition la hernie ne se développerait pas; car cette infirmité se rencontre indépendamment de cette prédisposition ; mais il est rare qu'elle acquière un grand développement.

On comprend aisément comment la situation basse de la cicatrice ombilicale prédispose à la hernie, puisque les viscères gravitent naturellement davantage vers l'hypogastre, qu'ils sont là plus flottans et plus secoués par les efforts du diaphragme ou des autres muscles, et par conséquent plus disposés à forcer la cicatrice ombilicale et à s'échapper par son anneau.

Je dois ajouter que, chez beaucoup de sujets adultes, atteints depuis longtemps de hernie ombilicale, la cicatrice de ce nom se trouve rapprochée du pubis par le fait même de l'action mécanique de la tumeur ou plutôt de la sortie des viscères, qui tire en bas et affaisse pour ainsi dire la portion correspondante de la paroi abdominale. Cette disposition rend souvent moins facile la guérison radicale, par cela même qu'elle favorise l'issue des viscères et par conséquent le retour de l'infirmité.

Cette difficulté est plus grande encore quand le patient est très replet, par la raison que son épiploon surchargé de graisse frappe sans cesse contre l'anneau ombilical dans les divers mouvemens du corps, et détruit le travail de plasticité commencé par nos moyens phlogosans.

Au point de vue de la cure radicale, plusieurs distinctions deviennent indispensables dans la hernie congénitale : on doit surtout s'attacher à reconnaître les conditions de l'ouverture qui laisse passer les viscères; tantôt la base du cordon ombilical est simplement forcée par les parties herniées, et l'infirmité ressemble à celle de l'anneau inguinal; tantôt, au contraire, il y a arrêt de développement ou absence d'une certaine quantité de tissus; dans ce dernier cas, l'infirmité ressemble à la hernie ventrale ordinaire, et sa guérison radicale n'est pas toujours possible.

Lorsque la tumeur se rapporte à la première espèce, son volume est tellement petit quelquefois, qu'elle reste inaperçue au moment de la naissance. Deux fois j'ai vu, dans ces circonstances, une petite anse d'intestin grêle pincée dans le fil de la ligature du cordon, à l'insu de l'accoucheur ; il en est résulté un anus contre nature après la chute du cordon. Cette dernière maladie s'est guérie spontanément chez les deux enfans, et j'ai facilité la consolidation de la cicatrice à l'aide de la pelote médicamenteuse. Les pelotes simples, bien faites, peuvent parfois remplir le même but. Cet engagement presque clandestin des viscères s'observe surtout chez des enfans dont le cordon ombilical est naturellement volumineux. Aussi est-il important de presser la base de l'ombilic avant de poser le fil, toutes les fois que le fœtus offre un cordon volumineux.

D'après quelques anatomistes, l'existence de l'intestin dans le cordon serait une condition normale durant les premiers mois de la vie intra-utérine. « Chez le fœtus, dit M. Blandin, le péritoine et » même l'intestin traversent l'ombilic pour se por- » ter dans le cordon. Avant la naissance, et même » dès deux mois et demi de vie fœtale, dans l'état » régulier, le péritoine et l'intestin se retirent de » l'ombilic. » (*Traité d'anatomie topographique*, p. 315, édit. 1834.) On comprend que cette disposition, ordinairement transitoire, peut persister jusqu'à l'époque de la naissance, ou même au-delà, et constituer une véritable infirmité.

On peut trouver une ressemblance assez frappante entre la hernie congénitale simple du cordon et celle de l'anneau inguinal chez l'enfant mâle. Ici les viscères descendent dans la vaginale testiculaire qui leur sert de sac ; là ils s'engagent dans les tissus même du cordon ombilical. Dans l'un et l'autre cas, la guérison est facile et assurée ; elle est surtout très prompte et durable à l'aide de mes pelotes médicamenteuses. J'ai pour pratique de ne commencer le traitement que quelque temps après la cicatrisation de l'ombilic, et après que toute sensibilité exquise a disparu dans la partie. Jusque-là, je me contente de maintenir les parties réduites à l'aide d'une pyramide de compresses et d'une bande modérément serrée.

Il n'est pas indispensable, dans ces sortes de cas, d'avoir recours à la pelote médicamenteuse, une pelote simple pouvant aisément remplir le but de la guérison ; mais, ainsi que je viens de le dire, la guérison n'est jamais aussi prompte, et surtout aussi solide, que lorsqu'on fait usage de la compression combinée avec des topiques phlogistiques. Chez les petits enfans, la peau étant très tendre, il suffit d'un léger degré d'irritation pour remplir l'indication, et il faut prendre garde de produire des accidens, en ulcérant ou même en mortifiant le derme, ainsi que cela pourrait arriver, si l'on ne savait proportionnner la dose du médicament et le degré de la compression aux conditions de la maladie.

Dans ces derniers temps, M. le professeur Trousseau a fait connaître le mode de pansement qu'il a adopté à l'hôpital des enfans, pour guérir la hernie congénitale de l'ombilic. Voici en quoi consiste ce pansement : « L'appareil se compose d'une » compresse graduée de trois centimètres de long, » sur deux centimètres de large, et de cinq milli- » mètres d'épaisseur, puis d'une bande de spara- » drap de diachylon de deux centimètres de large, » sur deux à trois mètres de longueur. Un aide » soutient l'enfant en l'air, en le tenant par les » cuisses, un autre aide le soutient en plaçant la » main sous le dos. Le chirurgien réduit la hernie, » applique la compresse graduée sur l'ombilic, et » entoure le ventre de l'enfant six à huit fois, de » manière à recouvrir entièrement la compresse » graduée. Il doit serrer assez fortement la bande, » parce que l'enfant, en criant, gonfle le ventre, » qui s'affaisse lorsque la colère du petit malade est » calmée. La pression exercée sur le ventre gêne » pendant quelques heures la respiration; mais » bientôt les enfans semblent ne plus s'apercevoir » de la présence du bandage. Les bandes de dia- » chylon ont cet avantage qu'elles se modèlent par- » faitement sur les parties, et qu'elles en suivent » tous les mouvemens, sans gêner le patient. Leur » adhésion est encore fort essentielle, et elles ne » se déplacent que difficilement, malgré les mouve- » mens de la respiration. Enfin, la matière même » de l'appareil a encore cela d'avantageux, que les » urines et les matières fécales ne s'imprègnent que » difficilement, et ne nuisent pas d'ailleurs à la so- » lidité du bandage. »

Ce procédé n'est autre, comme on le voit, que

celui qu'on trouve décrit dans beaucoup d'ouvrages, et que l'on avait abandonné par plusieurs raisons; d'abord, parce que, par les bandages herniaires dont nous disposons de nos jours, le but de la contention et de la guérison peut être atteint proprement, exactement, solidement, et sans encourir le moindre danger. Ensuite, parce que les bandelettes de diachylon offrent des inconvéniens sérieux; elles étranglent les viscères, ou du moins les compriment circulairement sans nécessité aucune; leur action, d'ailleurs, irrite la peau tendre et délicate de l'enfant, y détermine aisément un érythème et quelquefois un érysipèle, dont les conséquences peuvent être graves dans un âge aussi tendre (1). En définitive, ces bandelettes n'exercent qu'une action fort inégale, c'est-à-dire très forte au moment de leur application, très faible consécutivement. Il est facile de prévoir que si ces ban-

(1) C'est pour cela que j'emploie toujours chez les enfans des bandages garnis en futaine, redoutant toute substance imperméable, comme le caoutchouc et le taffetas gommé. Si ces deux substances n'irritent point la peau d'une manière directe, ce que je ne prétends pas discuter ici, elles portent avec elles un inconvénient très grave, celui d'intercepter la transpiration, dont le contact prolongé chez les enfans produit, comme on sait, des résultats inflammatoires, dont la gravité varie en raison inverse des soins de propreté qui leur sont donnés. — C'est une habitude générale fondée sur une raison d'économie, en ce que ces substances ne sont pas pénétrées par les déjections et les urines; mais le médecin ne saurait assez s'élever contre une routine, qui, toute en faveur des nourrices et des bonnes d'enfans, a pour résultat nécessaire l'altération de la santé dans un âge aussi tendre.

delettes ne sont pas souvent renouvelées, elles se relâchent au bout de quelques jours, et laissent reparaître la hernie. D'un autre côté, ce renouvellement ne peut être bien fait que par la main du chirurgien; c'est là un assujétissement incommode, sinon dispendieux, tandis que le bandage peut être changé, réappliqué par la nourrice elle-même. Nos bandages ne compriment que le point seul de la tumeur, et ils laissent libre le jeu fonctionnel des organes.

Dans la seconde variété de hernie congénitale, il y a, avons-nous dit, arrêt de développement de l'anneau ombilical; son ouverture est incomplète, béante et laisse sortir les viscères. Les intestins, l'épiploon, le foie, la rate sont quelquefois compris dans la tumeur; le mal constitue, dans ce cas, une véritable éventration. Le plus souvent, cependant, une partie des intestins seuls et de l'épiploon est engagée dans le sac herniaire.

La curabilité de cette hernie est subordonnée aux conditions de sa constitution, nous voulons dire aux dimensions de son ouverture et au degré de sa réductibilité. Il est clair que lorsque la tumeur est volumineuse, irréductible, elle peut être considérée comme incurable; le bandage contentif exige dans ce cas des conditions particulières, variables chez chaque individu, et que nous croyons inutile de décrire ici. Cette irréductibilité de la tumeur est d'ailleurs un cas tellement exceptionnel, que l'on ne doit, pour ainsi dire, en tenir aucun compte. Lorsque la tumeur est réductible, si l'ouverture aponévrotique est grande, ses bords sont mous et flexibles, et peuvent être plus ou moins rapprochés entre eux par une double compression latérale. Il est toujours possible d'obtenir ce rapprochement d'une manière durable, à l'aide d'un bandage herniaire approprié, et de favoriser ainsi un travail de prothèse naturel, qui peut amener une guérison radicale. Il en est, dans ces occurrences, du bandage, comme de celui que Desault et Dupuytren appliquaient sur les joues de l'enfant nouveau-né, atteint d'un bec-de-lièvre ou d'écartement des os de la voûte palatine; en agissant par une double pelote, il rapproche entre eux les os maxillaires et oblitère la fente palatine; mais cette action sur les os a une limite, qu'il n'est pas toujours possible de déterminer *à priori*, tandis que, bien exercée, par un appareil spécial, sur les parois abdominales, souples et mobiles, elle ne manque jamais son effet; il est rare que les enfans aient besoin de porter un appareil de ce genre plus de six ou douze mois, suivant la gravité du cas. On prévoit déjà que si l'ouverture herniaire n'est pas très considérable, elle rentre à peu près dans les conditions de la hernie simple et peut être, comme elle, aisément guérie.

La hernie ombilicale accidentelle chez l'enfant s'observe plus souvent entre la première et la seconde année de la vie que postérieurement à cette époque. La cicatrice ombilicale est si faible chez beaucoup d'enfans, qu'au moindre effort, au moindre cri, les viscères la soulèvent, y poussent le péritoine, finissent par la distendre et y former un sac très petit d'abord, mais dont le volume acquiert à la longue de grandes dimensions. On a prétendu que cette hernie guérissait souvent spontanément, sans les secours de l'art, par l'extension naturelle des aponévroses et des muscles qui resserrent l'anneau et par le développement de la cavité abdominale qui rappelle au dedans les viscères herniés; mais, ainsi que le fait observer Boyer, et que je puis le confirmer par ma propre observation, « de » pareils événemens sont si rares et si extraordi» naires qu'on ne doit en tenir aucun compte dans » la pratique. » (*Traité des maladies chirurgicales*, t. 8, p. 295.)

Cette hernie se guérit parfois aisément et même en assez peu de temps, à l'aide des pelotes simples; elle se guérit plus promptement encore et avec beaucoup plus de certitude, au moyen des pelotes médicamenteuses. Ces dernières ont surtout l'avantage de rendre la cure plus solide par la phlogose adhésive qu'elles déterminent dans les tissus de l'anneau.

Arrivons à présent à la hernie ombilicale chez l'adulte. Cette hernie date quelquefois de l'enfance; elle s'offre alors dans les conditions de celle dont nous venons de parler en dernier lieu. Elle s'effectue à travers la cicatrice elle-même ou l'anneau de l'ombilic, tandis que lorsqu'elle se déclare dans un âge avancé, elle s'effectue ordinairement à travers une éraillure de la ligne blanche, au-dessus ou au-dessous de la cicatrice ombilicale. Cette hernie contient presque toujours l'épiploon; mais souvent aussi une anse d'intestin grêle ou une portion du colon transverse; les dimensions sont variables depuis une noisette jusqu'au volume de la tête d'un homme adulte, ou même davantage.

« A mesure qu'elle augmente de volume, dit A. » Cooper, elle se dirige de haut en bas, de sorte que » l'extrémité antérieure de la tumeur est générale» ment au-dessous de l'ouverture ombilicale. Si le » sujet est maigre, elle devient très pendante, dis» tinctement circonscrite, et elle est ordinairement » alors pyriforme. Si l'on ne prend aucune mesure » pour arrêter le développement, elle en acquiert un » énorme et descend en bas jusqu'au pubis. Dans » cet état, elle cause beaucoup de douleur, et sou» vent elle met la vie en danger. » (*OEuvres chirurgicales*, traduction française, p. 334.)

Lorsque la tumeur a de grandes dimensions, elle date ordinairement de longues années, et elle n'est pas toujours réductible, soit parce que les viscères ont en partie acquis des adhérences avec le sac, soit parce que ces mêmes parties, en particulier l'épiploon, se sont hypertrophiées et ne peuvent plus rentrer dans le ventre. Dans l'un comme dans l'autre cas, l'infirmité reste, comme on le conçoit, inguérissable, et tous les secours de la chirurgie herniaire se réduisent à contenir simplement la tumeur à l'aide d'un appareil approprié. Astley Cooper a signalé une autre variété de hernie ombilicale irréductible, ou du moins très difficile à réduire; c'est celle qui se trouve placée entre la peau et les muscles abdominaux, plongée au milieu de la graisse et faisant faire à peine saillie aux tégumens. En effet, cette tumeur ne peut pas être saisie facilement entre les mains, et tout ce qu'on peut faire, c'est de rapprocher ses côtés l'un de l'autre aussi étroitement que possible, au moyen d'une pression générale, etc...

Quand cependant la hernie est réductible, quelles que soient ses conditions d'ailleurs, la guérison radicale peut être obtenue à l'aide des pelotes médicamenteuses. Nous pouvons même affirmer qu'ici souvent la guérison est rapide et durable. Il est néanmoins des sujets, en particulier des femmes âgées qui ont fait beaucoup d'enfans, dont la paroi abdominale est très flasque, peu enflammable et par conséquent peu susceptible d'épaississement; la guérison radicale devient difficile, sinon impossible dans ces occurrences; et pourtant la hernie ombilicale, alors même qu'elle reste à l'état simple, s'accompagne de symptômes assez pénibles, de tiraillemens d'estomac, de coliques, de défaillances même quelquefois, pour mériter la plus sérieuse attention.

Il est enfin une variété de hernie ombilicale chez l'adulte, qui se présente rarement à la vérité, et que nous devons mentionner particulièrement;

nous voulons parler de celle dont le sac a été usé ou déchiré sur quelques points, soit par l'effet d'une violence traumatique, soit par l'action lente de la distension de la tumeur, ce qui donne lieu à la résorption de la séreuse. Les viscères se trouvent en partie sous la peau ; ils produisent des bosselures et y contractent quelquefois des adhérences. Lorsqu'ils sont libres, qu'ils sont réductibles dans le ventre, une pareille condition n'est pas une contre-indication absolue pour l'emploi de notre méthode. Dans ces occurrences, si les pelotes médicamenteuses ne guérissent pas toujours complètement la hernie, elles présentent l'immense avantage d'épaissir les tégumens, de leur donner de la résistance et d'empêcher ainsi leur rupture.

Je pourrais rapporter ici une foule de cas de ma pratique (1) à l'appui des remarques précédentes, si je ne craignais de franchir les limites que je me suis imposées dans ce chapitre; je dirai seulement, en terminant, que, dans cette espèce de hernie, aucune règle constante ne peut être établie relativement à la forme à donner à la pelote, cette forme devant varier selon les conditions particulières de la tumeur chez chaque individu.

III. *On ne peut pas assigner de limites à la durée de la guérison obtenue par ce traitement.*

Je ne prétends pas dire qu'aucune hernie traitée

(1) On peut voir d'ailleurs la 22e édition.

par moi ne récidivera ; je me contente d'énoncer un fait, c'est que je n'en ai rencontré que deux cas depuis dix ans sur 217 hernies guéries. Plusieurs de ces personnes sont revenues me voir, et chez toutes j'ai reconnu absence de hernie, malgré les efforts de toux, rapprochement des parois du canal et des ouvertures, et surtout épaississement des feuillets cellulaires de la région.

Quant à la durée du traitement, on conçoit qu'il est assez difficile de la limiter *à priori;* toutefois je puis dire que la guérison qui se soit fait attendre le plus longtemps était complète après vingt-sept mois, et que ce cas s'est présenté chez un monsieur de soixante-douze ans. Dans le plus grand nombre des cas, je l'ai observée avant le 6e mois, c'est-à-dire 129 fois sur 217 fois; elle a été obtenue 37 fois avant cette époque; les 51 autres hernies ont été terminées :

11 le 7e mois; — 8 le 8e mois; — 7 le 9e mois; — 10 le 10e; — 7 le 12e; — 5 le 13e; — 1 le 15e; — 1 le 19e; — 1 le 27e.

En général, les hernies crurales et ombilicales sont beaucoup moins communes que les hernies inguinales; et cela est heureux, car la forme et la position des ouvertures qui leur donnent passage ne permettent pas d'en espérer la guérison aussi facilement. Toutefois, dans les cas que nous avons cités, l'on voit que le traitement le plus long a duré onze mois pour la hernie inguinale de M. A. de L***. La hernie crurale de M. M*** fut complètement guérie après le 9e mois du traitement; chez mademoiselle L***, la guérison ne s'est pas fait attendre plus de 75 jours.

Je possède vingt autres observations de hernies crurales toutes guéries avant la fin du dixième mois; il est vrai de dire qu'elles étaient toutes simples, peu volumineuses, chez des personnes jeunes et bien portantes; aucune ne présentait de ces complications qui se rencontrent assez fréquemment dans les hernies de ce genre.

Quant aux hernies ombilicales, j'en ai également guéri de très anciennes et de très volumineuses, alors que j'étais loin d'espérer des résultats aussi heureux.

En résumé, toutes les hernies peuvent être guéries par l'emploi des bandages à pelotes médicamenteuses, quelle que soit la nature de la hernie, inguinale, crurale, ou ombilicale; que la hernie soit complète ou incomplète; qu'elle date depuis un temps plus ou moins long; quels que soient le sexe et l'âge de la personne qui en est affectée.

Le temps du traitement varie suivant toutes les différences que nous venons d'établir; mais le terme moyen a été de sept mois et demi. Dans deux cas seulement j'ai vu récidive.

Il n'est survenu que très rarement de légers accidens d'inflammation, qui m'ont obligé de suspendre le traitement pendant plusieurs jours; voilà le plus grand inconvénient qui en soit résulté. Depuis six ans je n'ai plus observé un seul cas de ce genre.

Ainsi donc, bien que la compression seule puisse produire parfois la guérison d'une hernie, comme je l'ai dit, il y a déjà vingt-trois ans (*Considérations sur les hernies abdominales, sur les bandages herniaires et sur les anus contre nature.* — Jalade-Lafond, *Paris*, 1822) (1), cependant, on ne doit jamais s'en rapporter à elle seule; il faut y joindre l'emploi des pelotes médicamenteuses, dont je viens de développer l'action, et dont on verra les effets d'une manière bien plus concluante dans les planches que je vais expliquer.

(1) Cet ouvrage se trouve chez Baillière, rue de l'École-de-Médecine.

REMARQUES SUR LES PLANCHES.

Les seize planches qui accompagnent cet ouvrage ayant été faites à deux époques et dans deux buts différens, se trouvent naturellement partagées en deux séries. La première en comprend dix, la deuxième six.

Je me suis attaché, dans la première série, à matérialiser, pour ainsi dire, et à mettre à la portée des personnes étrangères à la chirurgie les idées fondamentales que j'ai exposées dans mon Mémoire. J'ai été assez heureux pour surprendre la nature sur le fait du mécanisme qu'elle suit dans la guérison radicale des hernies, sous l'influence de mes pelotes médicamenteuses.

Les planches 1, 2 et 3 ont été dessinées sur le vivant. Elles représentent trois modèles de hernies, telles qu'on les rencontre le plus souvent dans la pratique. La planche première est relative à un bubonocèle, c'est-à-dire à une hernie inguinale au deuxième degré. On conçoit que lorsque la tumeur se montre à ce point, elle a déjà fait un grand chemin, et exige qu'on s'en occupe sérieusement, si l'on tient à obtenir une cure radicale. La pelote doit, dans ce cas, aplatir tout le canal inguinal, l'enflammer et l'oblitérer, ce qui est sans doute plus difficile et plus long que lorsque l'infirmité est bornée au premier degré, ainsi qu'on le voit dans les planches 4 et 5.

Les planches 5, 7 et 9 représentent précisément ce mécanisme, dans les trois cas qu'il m'a été donné de disséquer. En jetant les yeux sur ces planches, on voit que la nature avait établi sur le lieu comprimé un travail de phlogose adhésive, avec une sécrétion abondante de lymphe plastique. Cette lymphe s'était étendue dans le trajet parcouru par la hernie, avait bouché ce trajet et empêché le retour de la tumeur.

Ainsi que je l'avais prévu, ce travail offre la plus grande analogie avec celui que la nature emploie dans l'oblitération du cordon ombilical chez l'enfant, et des artères chez l'adulte.

Les trois planches que je viens de citer représentent la hernie inguinale chez l'homme, guérie dans les trois degrés qu'elle affecte ordinairement.

Pour rendre ces trois degrés plus faciles à saisir, je les ai fait représenter telles qu'elles s'offrent à la dissection sur le cadavre de sujets qui n'avaient point été traités. (Voyez planches 4, 6 et 8.)

En comparant ces trois planches avec les trois autres que je viens de citer, on aura une idée complète du mécanisme que j'ai voulu mettre en évidence. Ainsi, la guérison radicale des hernies n'est plus aujourd'hui une hypothèse, une présomption, un problème à résoudre. C'est un fait acquis à la science et à la pratique, démontré anatomiquement, reproductible à volonté.

La planche 2 est un modèle de hernie crurale chez l'homme. Cette hernie cependant se rencontre bien plus souvent chez la femme, surtout chez la femme qui a fait des enfans : on en voit un bel exemple dans la planche 3, qui offre à la fois une hernie crurale et une hernie inguinale chez le même sujet.

Le mécanisme de la guérison, dans ce cas, n'est pas différent de celui de la hernie inguinale. Cette guérison est même plus facile chez la femme, par la raison que le trajet à oblitérer chez elle est plus court, et que la peau, plus fine, est plus promptement enflammée par l'action de la pelote médicamenteuse. Je n'ai pas encore eu l'occasion de disséquer un cas de cette nature après la guérison.

La deuxième série de planches est relative à la mécanique des bandages et de ma pelote médicamenteuse.

Je dois à cette occasion faire mention d'une espèce nouvelle de pelote que j'ai imaginée et confectionnée dans ces derniers temps. Les expériences que j'ai faites avec cette pelote m'ont donné des résultats heureux. Je l'ai appelée *pelote élastique* ou *à ressort*. Elle est appliquée à l'aide de simples sous-cuisses ou courroies en peau douce, sans aucune ceinture métallique. Ce nouvel appareil est d'une simplicité et d'une douceur remarquables ; je le conseille surtout aux personnes délicates, à peau fine et sensible ; à celles qui font peu d'exercice à pied et aux enfans à la mamelle. Je le conseille également pour la nuit, et pour le matin, jusqu'à l'heure de la toilette, aux hommes comme aux femmes, qui tiennent à guérir promptement de leur hernie. On entretient ainsi le canal toujours bouché et l'on prévient la réapparition de la tumeur; c'est, en même temps, une précaution utile pour ménager le grand bandage et le faire durer propre plus longtemps.

Je l'ai appliqué dernièrement sur un enfant atteint d'une hernie ombilicale; on conçoit, dans cette circonstance, la supériorité d'un appareil aussi simple; c'était le fils d'une haute notabilité étrangère, qui m'était adressé par M. Lisfranc. Pressé par le temps, je n'entrerai pas dans de plus grands détails; ce que j'ai dit me paraît suffisant pour faire comprendre l'action spéciale de mes pelotes, ainsi que leur supériorité sur tous les moyens employés jusqu'à ce jour.

EXPLICATION DES PLANCHES.

(PREMIÈRE SÉRIE.)

PLANCHE PREMIÈRE.

Exemple de hernie inguinale au second degré, dessinée sur le vivant.

a. — Hernie inguinale gauche au second degré.
f. — Épine iliaque antérieure et supérieure.

Dans cette planche, nous avons voulu représenter la hernie inguinale, telle qu'elle se montre dans la généralité des cas. Cette hernie est sans contredit la plus fréquente de toutes; elle a dû, par cela même, appeler notre attention d'une manière particulière; communément elle est connue sous le nom de *bubonocèle*, à cause de sa ressemblance avec un petit bubon. Il y a cependant des différences très tranchées entre cette hernie et les bubons; outre qu'elle est le plus souvent réductible, tandis que les bubons le ne sont point, elle est placée plus en dedans, vers la racine du pénis, et sur un plan plus élevé que les bubons.

Telle qu'elle est représentée dans notre figure, on la voit sortir par l'anneau inguinal externe, soulever la peau correspondante et affecter une forme allongée comme un œuf; l'anneau inguinal externe est manifestement dilaté. En regardant un peu au-dessus dans la direction *a f*, on remarque le trajet du canal inguinal qui est un peu bombé par le passage des viscères de la hernie; on se formera une idée exacte de la disposition des parties profondes en regardant la planche 6 qui représente la hernie inguinale au second degré à l'état de dissection.

Il est curieux de comparer ces deux planches avec la planche 4, qui représente la même hernie au *premier* degré.

PLANCHE 2.

Exemple de hernie crurale dessinée sur le vivant.

b. — Hernie crurale.

f. — Épine iliaque, antérieure et supérieure.

La différence qui existe entre cette hernie et la hernie inguinale représentée dans la planche 1re est très grande; il suffit de comparer les deux tumeurs entr'elles pour en saisir les différences. On voit au premier coup d'œil que la hernie crurale est placée plus en dehors, et sur un plan inférieur à celui de la hernie inguinale; la hernie crurale passe au *dessous* du ligament de Poupart, tandis que l'autre passe au *dessus*, et suit le trajet du cordon testiculaire. — Ajoutons que la hernie inguinale se dirige vers la racine du pénis, tandis que la crurale se développe vers le milieu de la partie supérieure et interne de la cuisse. — Ces différences ressortent parfaitement de nos deux figures. — On ne doit pas oublier, au reste, que chez l'homme la hernie crurale est plutôt rare, tandis qu'elle est, au contraire, fréquente chez la femme. — Cette circonstance ajoute à la valeur de cette planche.

PLANCHE 3.

Exemple de hernie inguinale et de hernie crurale chez la femme dessinées sur le vivant.

a, a, d. — Hernie inguinale.
b. — Hernie crurale.
f. — Épine iliaque, antérieure et supérieure.

Cette planche dessinée sur une femme du peuple, âgée d'une quarantaine d'années, qui était venue au bureau central des hôpitaux, me demander un bandage, offre un exemple rare d'une hernie inguinale et d'une hernie crurale, de deux côtés opposés, sur un même sujet de ce sexe. La hernie inguinale chez cette femme avait déjà acquis un développement tel qu'elle avait déformé d'une manière remarquable les organes externes de la génération, la fente de ces organes se trouvant déviée visiblement dans le sens opposé à la tumeur. On comprend aisément un pareil état de choses lorsqu'on se rappelle que la hernie inguinale chez la femme se développe dans la grande lèvre; elle suit, en effet, le même trajet que chez l'homme, et accompagne le ligament rond de la matrice qui, jusqu'à un certain point, peut être assimilé au cordon testiculaire; la grande lèvre elle-même qui reçoit la tumeur offre les conditions du scrotum de l'autre sexe.

En comparant, au reste, les deux hernies de cette figure, on trouve entr'elles de très grandes différences sous le triple rapport de leur situation, de leur forme et de leur volume.

PLANCHE 4.

État anatomique de la hernie inguinale au premier degré.

h. — Anneau inguinal externe.

i. — Cordon testiculaire sortant par l'anneau inguinal pour se rendre dans les bourses.

c, i. — Hernie inguinale au 1er degré, engagée dans l'anneau inguinal interne et au-dessus du cordon spermatique. — Le sac herniaire est ouvert pour laisser voir l'intestin qu'il renferme.

e. — Muscle petit oblique, disséqué et relevé pour laisser voir le muscle transverse.

d. — Muscle transverse, relevé en partie pour laisser bien voir la hernie.

h, i, g. — Ligament de Poupart.

p. — Veine crurale.

o. — Artère fémorale superficielle.

p. — Coupe des tégumens.

Ce qui frappe principalement dans cette belle préparation, c'est la petite tumeur herniaire *c, i.* On voit que ce petit sac s'est engagé dans l'anneau inguinal interne, et qu'il s'est arrêté au début de sa marche avec une petite anse intestinale. On comprend comment de ce point le sac s'allonge et s'agrandit en parcourant le canal inguinal pour venir sortir par l'anneau externe et constituer la hernie au second degré (Voyez planches 1re et 2e). Tant que l'infirmité reste au premier degré, comme dans cette figure, elle n'est visible que dans certains momens, car la tumeur est spontanément réductible; mais l'homme de l'art peut la faire aisément reparaître à l'aide de certaines manœuvres. — La hernie au 1er degré est toujours réductible avec tout le sac, et constamment guérissable radicalement, à l'aide de nos pelotes médicamenteuses; elle l'est beaucoup plus promptement que la hernie au 2e degré.

Ces deux variétés sont, au reste, celles dans lesquelles notre méthode triomphe le plus sûrement.

PLANCHE 5.

Exemple de hernie inguinale au premier degré, guérie à l'aide de nos PELOTES MÉDICAMENTEUSES.

r,s. — Anneau inguinal interne et partie du canal inguinal oblitérés par un travail chronique d'inflammation adhésive.

Tout est confondu dans cette pièce par la quantité considérable de lymphe plastique que la nature avait accumulée sur le lieu comprimé par la pelote. Cette lymphe sécrétée sous forme de flocons forme un tout compacte, dur, adhérent, sorte de plastron organique creux dans le milieu, et s'opposant énergiquement à la réapparition de la hernie. Les tissus sous-jacens sont non seulement adhérens, confondus entr'eux, mais encore convertis en matière fibreuse très résistante. La peau elle-même et le tissu cellulaire sous-cutané sont devenus coriaces et adhérens sous l'influence du même travail phlogistique.

Cette pièce, ainsi que celles représentées dans les planches 7 et 9, donne une idée précise et claire de l'efficacité et du mode d'action de nos pelotes médicamenteuses.

PLANCHE 6.

État anatomique d'une hernie inguinale au second degré.

ic. — Sac herniaire sortant par l'anneau inguinal externe et ouvert pour laisser voir l'intestin.

e. — Muscle petit oblique relevé.

d. — Muscle transverse sous lequel s'engage la hernie.

c. — Hernie engagée dans l'anneau inguinal interne et parcourant le canal inguinal *ic,* couvert par le *fascia transversalis.*

Cette préparation offre à découvert ce qui dans la planche 1re a été représenté caché, pour ainsi dire, par les tégumens. On comprend par cette dissection comment la hernie, une fois réduite par le taxis, peut être empêchée de reparaître et guérir radicalement à l'aide de la compression, et d'une inflammation lente qui finit à la longue par oblitérer le trajet *id.* Ce trajet est, en effet, facilement compressible et inflammable à l'aide des pelotes qui nous sont propres; il l'est d'autant plus facilement que le sujet est maigre, et s'il a de l'embonpoint, la compression de la pelote a pour premier effet de faire disparaitre la graisse sous-cutanée de la région comprimée.

PLANCHE 7.

Exemple de hernie inguinale au second degré, guérie à l'aide de la PELOTE MÉDICAMENTEUSE.

r, s, s. — Canal inguinal oblitéré dans tout son trajet par des masses considérables de lymphe plastique.

Il est curieux de rapprocher cette pièce de celle qui a fourni la planche 5. On y voit le même travail, le même produit d'inflammation adhésive déterminé par la pelote médicamenteuse. Ici la sécrétion de la matière plastique a été tellement abondante qu'elle s'est infiltrée dans les tissus adjacens de l'aine; les tissus de cette région sont tellement confondus entre eux que nous ne pouvons les comparer qu'à ceux de la cicatrice ombilicale ou d'une grosse artère oblitérée et convertie en ligament; la dissection détaillée en est difficile ou même impossible. C'est là la meilleure preuve anatomique que nous pouvions rencontrer sur l'exactitude des opinions que nous avons émises dans notre brochure.

PLANCHE 8.

Hernie inguinale au troisième degré.

q. — Tégumens externes et tissu cellulaire sous-cutané.

d. — Anneau inguinal externe.

k. — Fascia superficialis.

l. — Muscle crémaster.

c. — Sac herniaire.

m. — Testicule.

i. — Intestin.

Dans cet exemple, la hernie ne s'était pas bornée dans l'aine, elle était descendue jusque dans les bourses. L'anneau inguinal marqué par la lettre *d* est fort élargi, comme on le voit. Cela devait être, vu le volume considérable de la tumeur.

Grace à la perfection des bandages modernes, les hernies au 3e degré se rencontrent rarement de nos jours dans nos grandes cités; autrefois, elles étaient fréquentes, comme on sait, et réduisaient à la caducité un grand nombre de sujets encore jeunes. Nous en avous cependant dans notre longue pratique observé un assez grand nombre d'exemples, surtout sur des ouvriers venant de la province. Les expériences que nous avons eu occasion de faire avec notre pelote sur ces sortes de hernies nous ont donné des résultats tout aussi satisfaisans que dans des hernies moins avancées, ainsi qu'on le verra dans la belle préparation que nous avons fait représenter dans la planche 9.

Sous le point de vue de l'anatomie pathologique, la pièce que nous avons sous les yeux offre un grand intérêt, surtout à cause de sa netteté. On voit que la tumeur ouverte se compose de quatre couches distinctes et de l'intestin hernié. — Ces quatre couches sont 1° la peau; 2° le fascia superficialis; 3° le crémaster; 4° le sac herniaire proprement dit, renfermant l'intestin. Afin de ne pas compliquer le dessin, nous avons omis l'indication des couches de tissu cellulaire et de graisse interposées entre les quatre enveloppes principales. Le testicule se trouve refoulé tout-à-fait en bas, en dehors du sac, et compris dans la coiffe aponévrotique du crémaster.

On comprend aisément que dans les cas de cette nature la réduction du sac est impossible; mais les viscères rentrent d'autant plus facilement dans le ventre que l'anneau est fort dilaté, et que le canal inguinal a beaucoup perdu de sa longueur. — Font seulement exception à cette règle les cas dans lesquels les viscères herniés ont acquis un développement morbide ou des adhérences dans le sac; ces cas sont heureusement assez rares de nos jours et ils ne sont pas toujours au-dessus de nos moyens de réduction lente.

PLANCHE 9.

Dissection d'une hernie inguinale au troisième degré, guérie à l'aide de la PELOTE MÉDICAMENTEUSE.

g. — Scrotum.

p. — Sac herniaire vide ; il est contracté sur lui-même, ridé, ratatiné, oblitéré à son collet et resté dans les bourses, comme un simple kyste.

c, l. — Enveloppes extérieures du sac herniaire, contractées sur elles-mêmes comme le sac.

l, s. — Collet du sac herniaire oblitéré et converti en tissu fibreux solide.

g. — Masse considérable de lymphe plastique sécrétée dans le collet du sac, au-devant de l'anneau inguinal, et se prolongeant dans le canal de ce nom qu'elle bouche, et oblitère solidement.

Dans cette pièce, le mécanisme de la guérison a été le même que dans les cas précédens, la pelote médicamenteuse ayant provoqué, par la phlogose adhésive, un épanchement de lymphe plastique et un travail d'épaississement suffisant pour boucher et oblitérer le canal inguinal ; avec cette différence pourtant qu'ici le sac, n'ayant pu être réduit, à cause de l'extension excessive de son tissu, est resté dans les bourses, et le travail d'oblitération s'est borné à son col. La poche herniaire s'est trouvée ainsi isolée de la communication avec la cavité abdominale ; elle se convertit en un véritable kyste séreux qui finit par s'oblitérer à son tour, ou bien par donner naissance à un hydrocèle qu'on guérit aisément par les moyens connus.

PLANCHE 10.

Hernie inguinale épiploïque au troisième degré.

d. — Fibres de l'anneau inguinal externe.

q. — Tégumens du scrotum.

m, k. — Fascia superficialis.

h. — Muscle crémaster.

c. — Sac herniaire, contenant un prolongement de l'épiploon.

Cette hernie n'offre de différence avec celle de la planche 8 que par la nature du viscère qu'elle renferme; ce viscère est ici l'épiploon, tandis que là c'était l'intestin. Elle est, au reste, guérissable comme celle-là, et même plus facilement encore, ainsi que nous l'avons expliqué précédemment.

J'aurais pu, si je n'avais pas craint de trop multiplier ces planches, faire représenter des cas extrêmement curieux de hernie epiploïque irréductible, et que j'ai pourtant radicalement guéris à l'aide de mes pelotes. L'épiploon est, dans ces cas, pelotonné, adapté et comprimé de bas en haut contre l'anneau inguinal externe; il est atrophié par l'effet de la compression, puis soumis à un travail de résorption lente, en attendant que le canal inguinal s'oblitère sous l'influence de l'inflammation adhésive que mes pelotes y ont fait naître.

(DEUXIÈME SÉRIE.)

La seconde série de planches se rapporte exclusivement à mes pelotes médicamenteuses, et aux bandages auxquels je les adapte. J'ai dû, par conséquent, entrer dans des détails techniques et circonstanciés

Elles ont fait partie de toutes les précédentes éditions; je me suis contenté d'en corriger quelques passages et d'y ajouter quelques explications.

PLANCHE 11.

La planche 11 représente les pelotes des bandages ombilical et inguinal dans leur application, et isolées.

FIG. 1re. — Bandages ombilical et inguinal appliqués à nu sur la partie antérieure du corps.

a.a. — Bandage ombilical.

b. — Pelote médicamenteuse.

c.c. — Double courroie terminant le ressort du bandage et venant s'attacher à la partie supérieure et inférieure de la pelote.

FIG. 2. — Pelote médicamenteuse du bandage ombilical vue par sa partie antérieure.

1. — Branche d'acier servant à unir la pelote avec le collet du ressort.

2.2. — Vis d'union.

3.3. — Boutons auxquels les courroies viennent s'attacher.

4. — Couvercle de la cuvette dans laquelle sont introduites les substances médicamenteuses.

5. — Bouton servant à ouvrir le couvercle de la cuvette.

6. — Cliquet servant à le maintenir fermé.

Fig. 3. — Pelote médicamenteuse pour la hernie ombilicale, vue par sa partie postérieure.

1. — Branche d'acier servant à unir la pelote avec le collet du ressort.

7. — Trous servant de communication entre les substances médicamenteuses contenues dans la cuvette de la pelote et la peau.

Fig. 4. — La même pelote, vue par sa partie latérale.

1. — Branche d'acier.

3.3. — Boutons pour les courroies.

4. — Bouton pour le couvercle.

5. — Cliquet.

Fig. 1re. — d.d.d.d. — Bandage inguinal appliqué au dessous de l'épine iliaque antérieure et postérieure du côté droit, au-dessous du grand trochanter.

e. — Pelote médicamenteuse pour la hernie inguinale.

i.i. — Collet du bandage.

k. — Union de l'extrémité ou collet du ressort avec la partie supérieure et extérieure de la pelote.

Fig. 5. — Pelote de la figure précédente, représentée en dehors de son application.

1. — Collet du bandage auquel la pelote est attachée par le moyen de deux vis.

2.2. — Double vis d'union.

4. — Couvercle à charnière de la cuvette dans laquelle sont introduites les substances médicamenteuses.

5. — Bouton servant à ouvrir le couvercle.
Dans cette pelote, c'est à ce bouton que vient s'attacher la courroie.
6. — Cliquet servant à maintenir le couvercle fermé.
f. — Base de la pelote.
g. — Côté interne.
h. — Côté externe.
i. — Sommet de la pelote.
j. — Angle interne.
k. — Angle externe.

FIG. 6 et 7. — La même pelote dans des dimensions différentes.

FIG. 8. — Même pelote, vue de profil.
k. — Angle externe et supérieur.
i. — Angle externe et inférieur. *Sommet, pointe* de la pelote.
3. — Bouton auquel vient s'attacher la courroie.
5. — Bouton servant à ouvrir le couvercle.
6. — Cliquet.
7. — Trous servant de communication entre les substances médicamenteuses contenues dans la cuvette de la pelote et la peau.

FIG. 9. — Même figure dans une plus petite dimension.

FIG. 10, 11 et 12. — Même pelote, vue par sa partie postérieure.

Dans le bandage ombilical de la première figure, la compression est directe, c'est-à-dire qu'elle s'exerce directement d'avant en arrière, le point d'appui étant placé sur le milieu du dos, alors que la pelote et l'action antérieure du ressort agissent sur la ligne médiane du corps.

Le bandage inguinal, au contraire, a subi vers son collet

un mouvement de torsion qui permet d'exercer la compression sur toute la longueur du canal, en suivant son obliquité.

PLANCHE 12.

La planche 12 représente les bandages précédens, inguinal et ombilical, vus dans leur application sur la partie postérieure du corps.

a.a.a.a. — Bandage ombilical appliqué sur les lombes, au-dessus des hanches.

d.d.d.d. — Bandage inguinal appliqué au dessus des grands trochanters et sur la base du sacrum.

Fig. 2, — Ressort d'un bandage inguinal circulaire vu dans ses trois cinquièmes postérieurs, directement d'avant en arrière, et ouvert comme s'il était appliqué.

a. — Section du ressort à son premier cinquième du côté du collet.

b. — Section du ressort à son dernier cinquième du côté de la queue.

d. — Partie plus évasée correspondant aux lombes, pour mieux s'adapter à la forme de cette région.

Fig. 3. — Bandage ombilical ouvert et vu de haut en bas et d'avant en arrière.

a.a.a.a. — Ressort du bandage.

1. — Branche d'acier servant à unir la pelote avec le collet du ressort.

3. — Boutons d'attache.

5. — Cliquet servant à maintenir fermé le couvercle.

PLANCHE 13.

La planche 13 représente le bandage inguinal demi-corps, 1° appliqué, et 2° isolé, mais les deux branches ouvertes comme s'il était appliqué.

Fig. 1re. — Bandage inguinal demi-corps appliqué.

1.1.1.1. — Moitié antérieure des deux ressorts.

2.2. — Collet des ressorts, leur union avec la médicamenteuse au moyen de

3.3. — Deux vis.

4.4. — Courroie venant, de l'angle supérieur et interne de la pelote de la branche gauche, s'attacher au bouton de la pelote de la branche droite.

5.5. — Les deux pelotes ; celle du côté droit est plus forte que celle du côté gauche.

6.6. — Cuvette des pelotes.

7.7. — Boutons.

8.8. — Cliquets.

Fig. 2. — Bandage inguinal demi-corps, ouvert comme s'il était appliqué.

Les mêmes chiffres indiquent les mêmes objets que dans la figure première.

9.9. — Moitié postérieure des ressorts.

10. 10. — Queue des ressorts.

11. 11. — Trous pour une boucle et une courroie d'attache.

Fig. 3. — Pelote médicamenteuse du bandage inguinal vue par sa partie antérieure, avec le couvercle de sa cuvette levé. On peut voir ainsi la disposition intérieure de la cuvette avec les trous de communication.

f. — Côté supérieur de la pelote.

g. — Côté interne.
h. — Côté externe.
i. — Angle inférieur ou sommet de la pelote.
j. — Angle interne.
k, — Angle externe.
o. — Couvercle à charnière levé pour laisser voir l'intérieur de la cuvette dans laquelle sont introduites les substances médicamenteuses.
p. — Cliquet servant à maintenir fermé le couvercle o lorsque les substances médicamenteuses sont dans la cuvette.

Fig. 4. — Même pelote vue par son côté postérieur.
r. — Trous de communication.

PLANCHE 14.

La planche 14 représente le bandage inguinal circulaire à deux pelotes.

Celui de la planche précédente, que j'appelle bandage inguinal demi-corps, doit être préféré lorsque les deux hernies sont assez fortes; le bandage circulaire à deux pelotes convient mieux dans les cas où l'une des deux hernies est très forte et l'autre faible.

Fig. 1re. — Bandage inguinal circulaire à deux pelotes appliqué.
1. 1. 1. 1. — Cinquièmes antérieurs des côtés droit et gauche du ressort circulaire.
2.2. — Vis d'union servant à unir les pelotes avec le double collet du ressort circulaire.
3.3. — Boutons des couvercles auxquels vient s'attacher la courroie d'union des deux pelotes.

Fig. 2. — Courroie des bandages précédens, vue de profil
a.a. — Partie cintrée de la courroie pour s'adapter à la forme saillante du pubis.

BIBLIOTHÈQUE ROYALE

Fig. 3. — Le bandage de la fig. 1re, ouvert comme s'il était appliqué, et vu d'avant en arrière et un peu de haut en bas.

3.3. — Boutons pour la courroie.

PLANCHE 15.

La planche 15 représente 1° un bandage crural (1) simple appliqué, et 2° un bandage crural double demi-corps.

Fig. 1re. — Bandage crural simple appliqué.

a.a. — Premier cinquième du bandage appliqué sur le grand trochanter, comme le bandage inguinal.

b. — Collet contourné de manière à descendre plus bas que le bandage inguinal.

d. — Pelote pour le bandage crural. Cette pelote, d'une forme plus oblongue que triangulaire, est dirigée plus en bas et en dehors que celle du bandage inguinal; elle est aussi moins large et plus ronde, c'est-à-dire moins pointue.

Fig. 2. — Bandage crural double demi-corps, vu de côté.

1.1. — Pelotes.

2.2. — Collet du ressort. Le collet est ici plus court et dirigé plus en bas que celui du bandage inguinal demi-corps, Pl. 13.

3.3. — Ressort. Le ressort est ici plus ouvert que celui de la planche 13, pour s'adapter à la conformation des hanches de la femme, chez qui les hernies crurales se rencontrent plus fréquemment que chez l'homme.

(1) Voir les planches 2e et 3e, pour la hernie crurale, p. 82 et 83.

4.4. — Queue du ressort élargie.
5. — Boucle s'attachant à la queue de l'une des branches du bandage demi-corps.
6. — Courroie d'attache, entre les queues des deux branches.

PLANCHES 16.

La planche 16 représente trois ressorts pour adultes et un quatrième pour un enfant, ouverts comme s'ils étaient appliqués et vus directement d'avant en arrière et de haut en bas.

Fig. 1. — Bandage inguinal circulaire pour adulte.
Fig. 2. — Bandage inguinal demi-circulaire pour adulte.
Fig. 3. — Bandage crural pour adulte.
Fig. 4. — Bandage inguinal circulaire pour enfant.

L'on aura pu remarquer que les bandages représentés dans ces planches sont tous d'une même forme, bien que nous employions, dans les cas ordinaires, tantôt les bandages français et tantôt les bandages dits anglais. Pour la cure radicale, je ne me sers que des bandages à compression circulaire; les bandages anglais à pelotes mobiles sont trop fautifs ; ceux à pelotes fixes, trop forts, produisent sur la paroi antérieure l'affaiblissement que la hernie produit sur la paroi postérieure. Les bandages français ordinaires sont trop difficiles à fixer d'une manière permanente.

La compression qui s'exerce sur toute la circonférence du corps, au moyen des bandages circulaires, gêne moins, en même temps qu'elle est plus assurée.

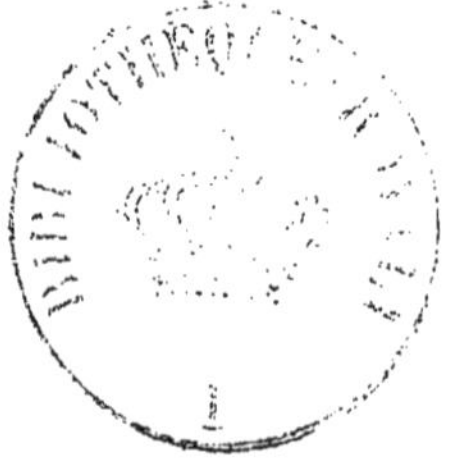

FIN.

TABLE DES MATIÈRES.

FIN DE LA TABLE.

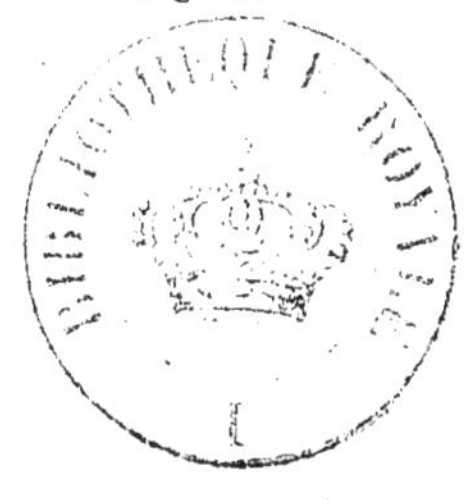

Pl.1.

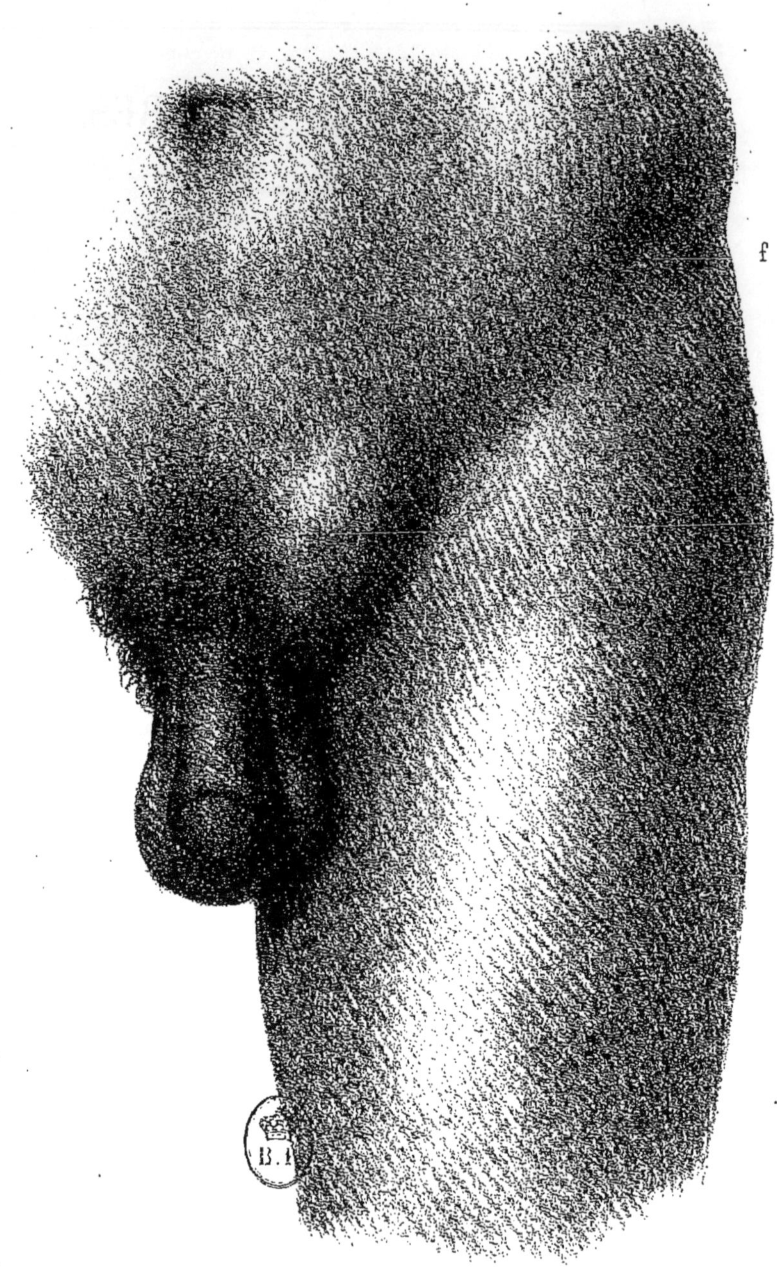

près nature par N.H. Jacob. *Im. Lemercier.*

Pl. 2.

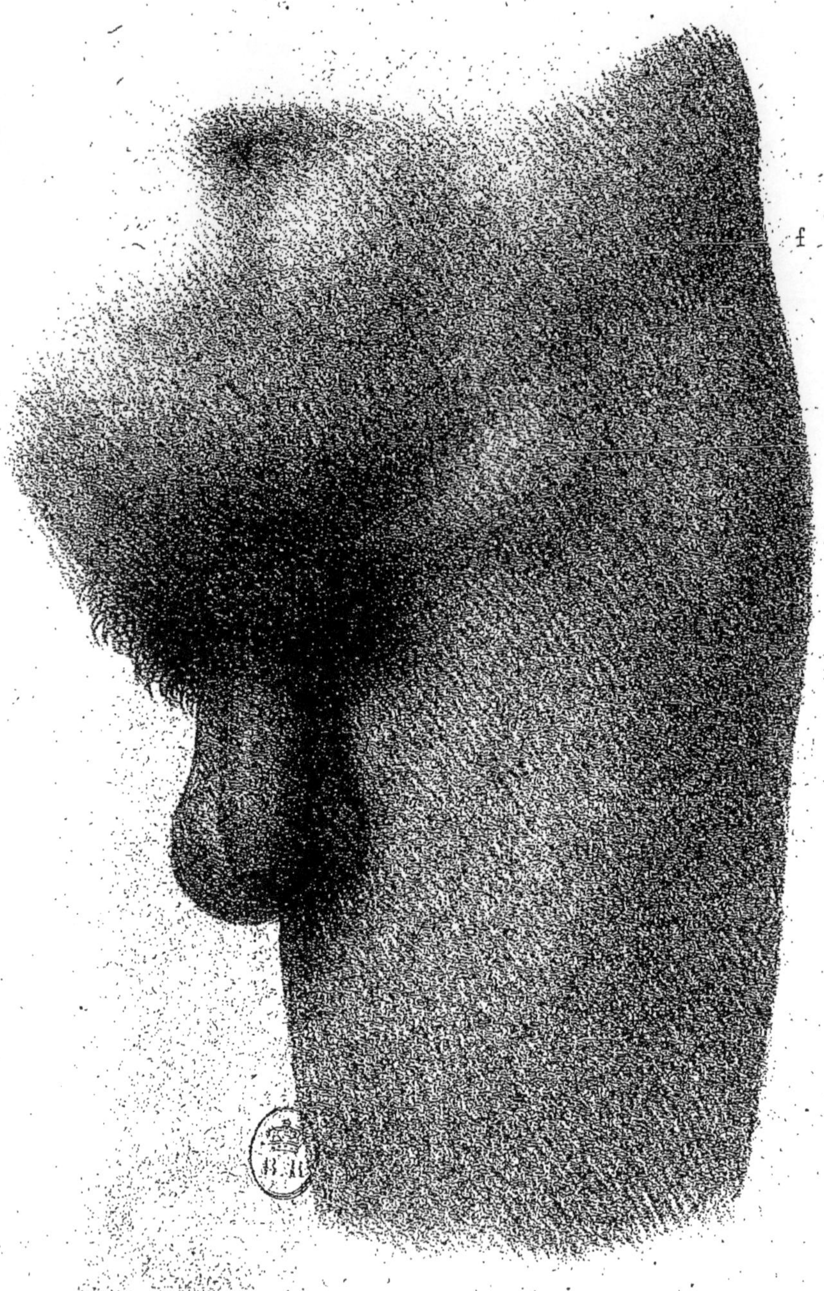

Pl. 5.

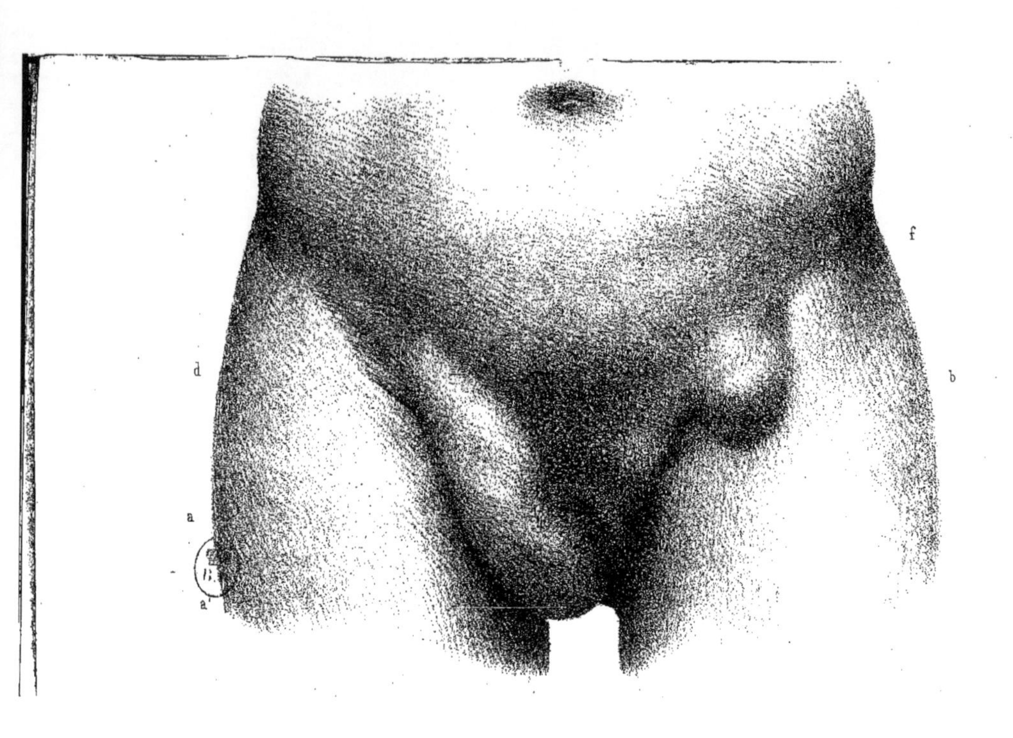

Pl. 4.

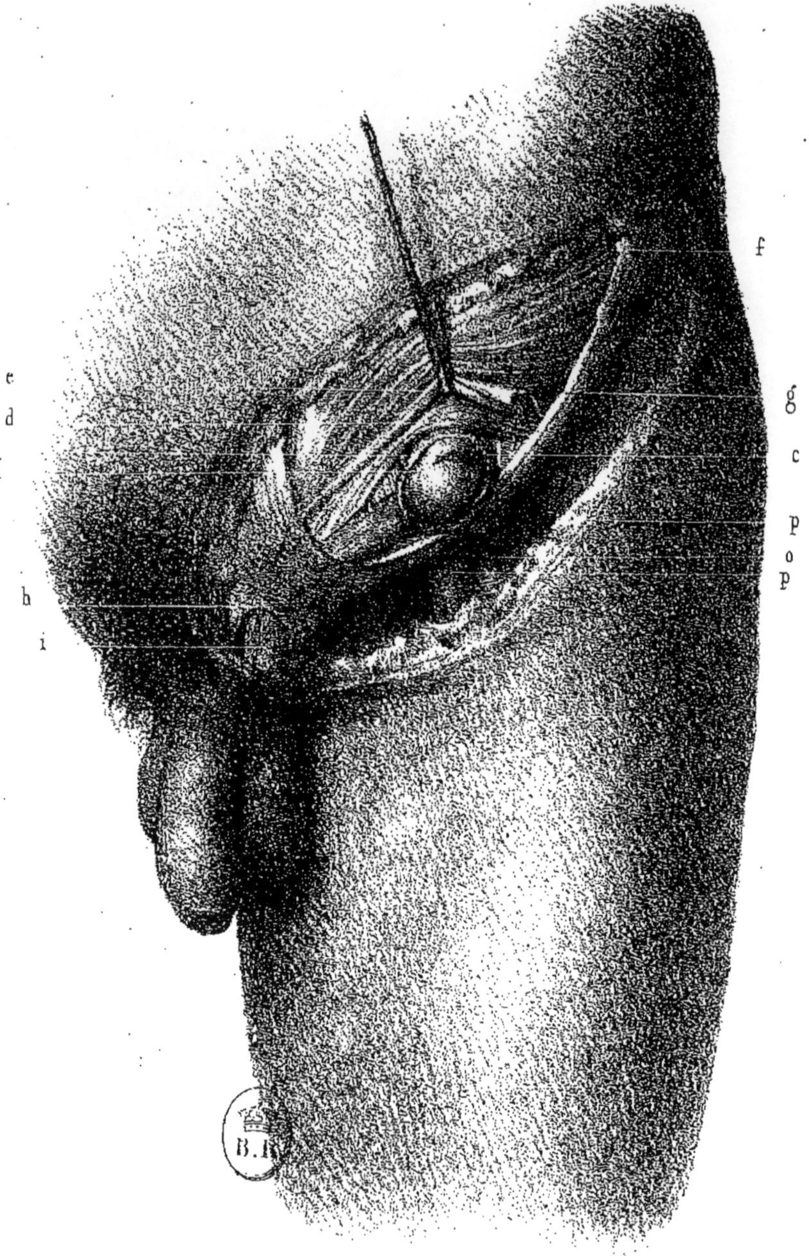

B.R

Pl. 5.

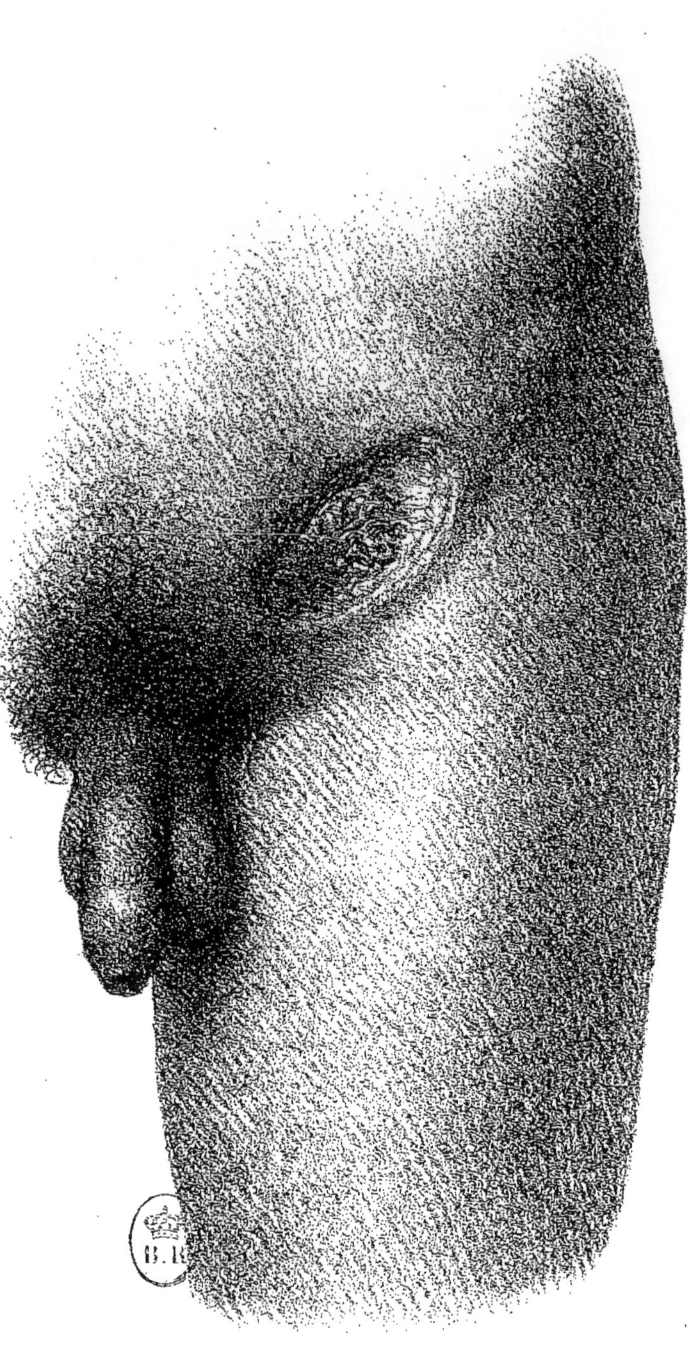

B.R.

Pl. 6.

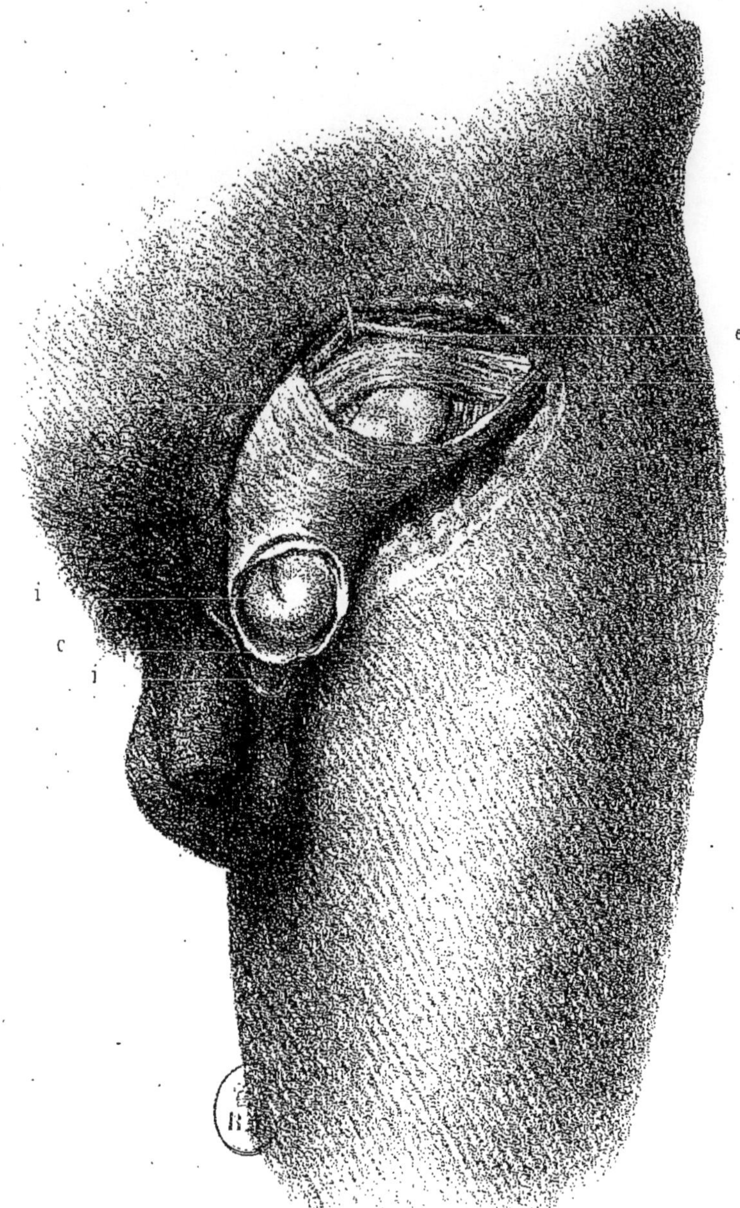

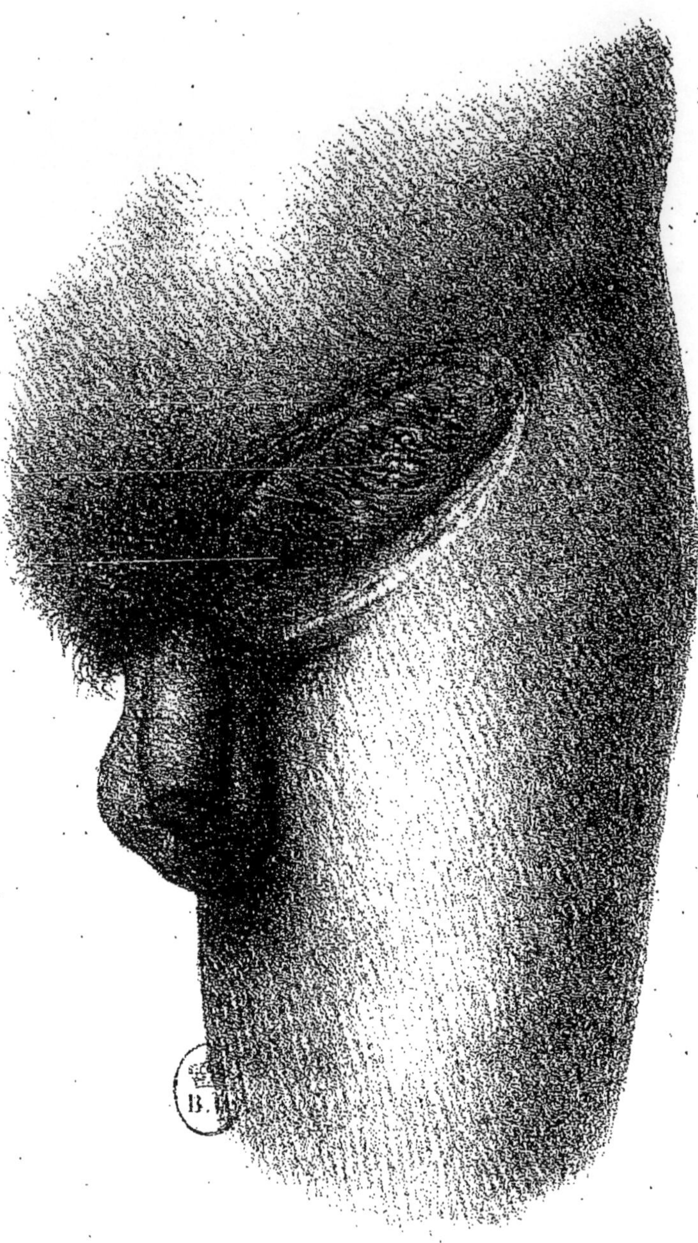
r'
s
s

Pl 8.

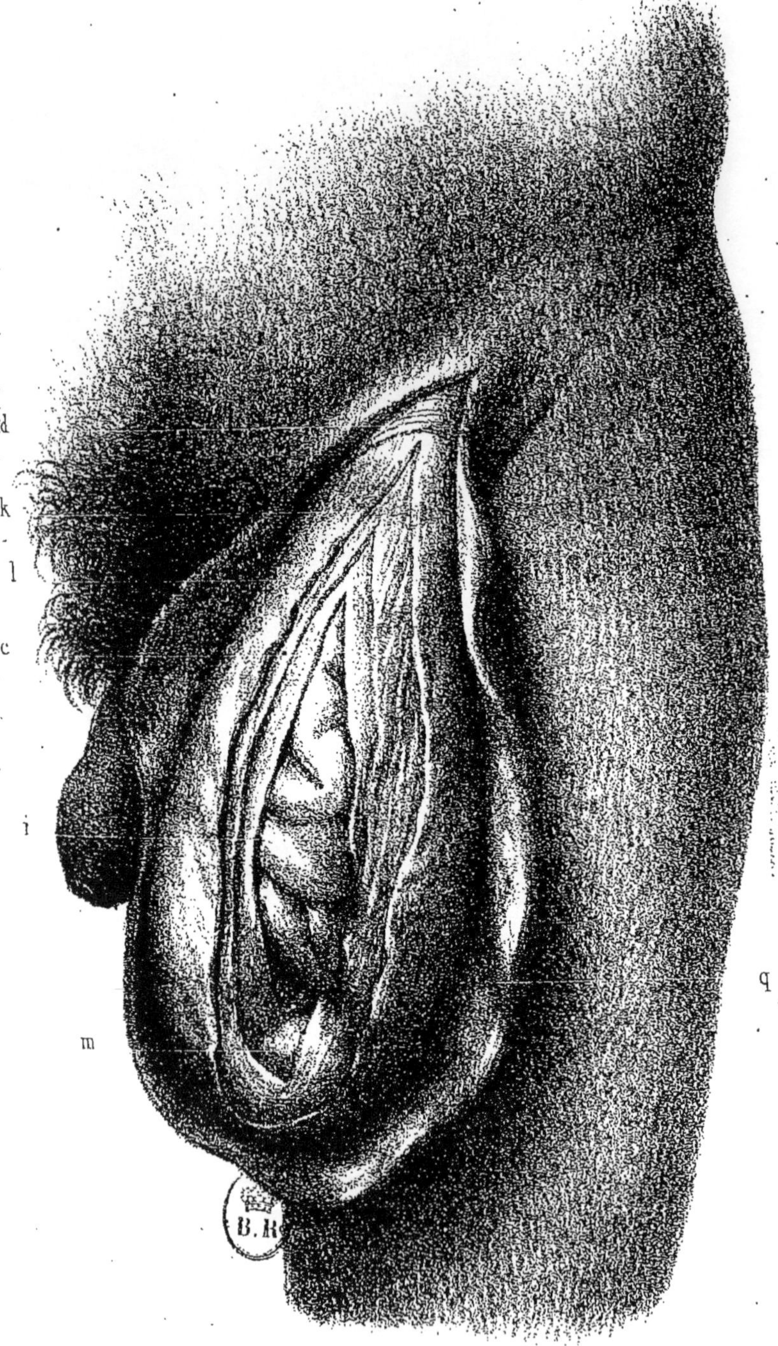

Pl. 9.

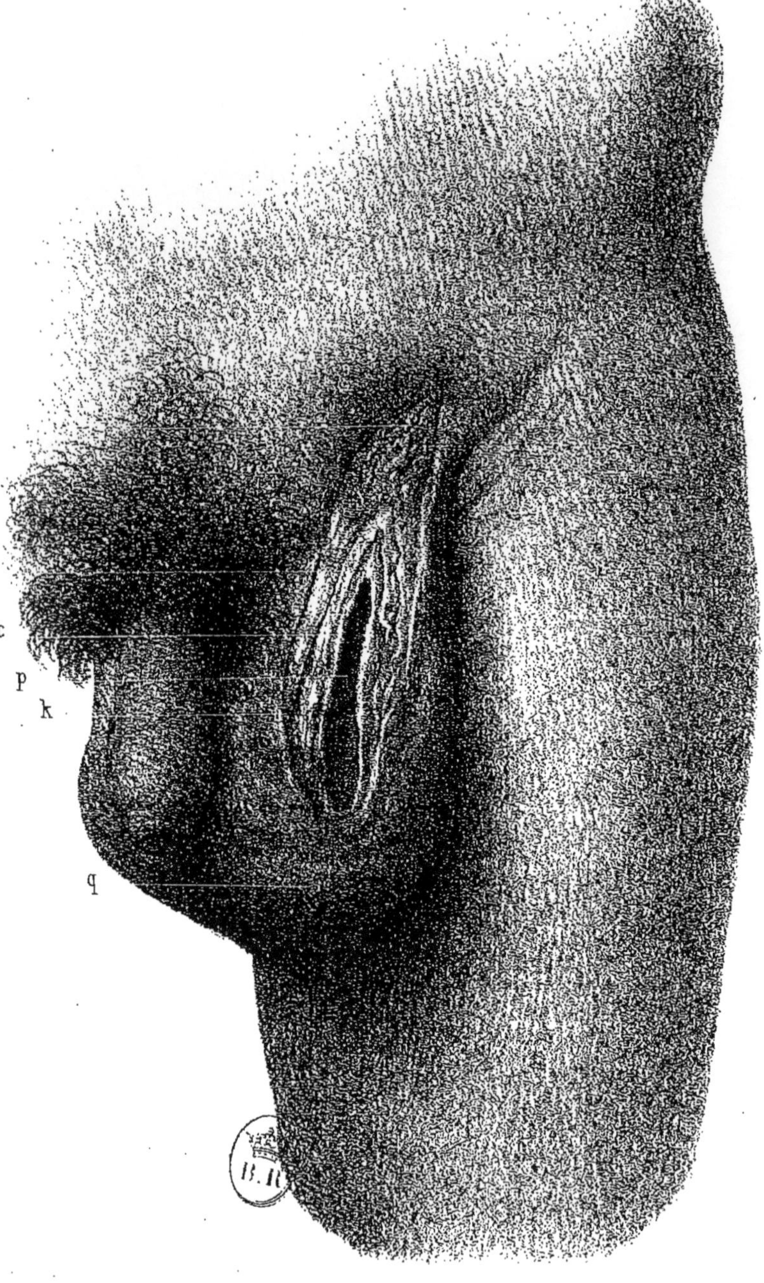

Pl. 10.

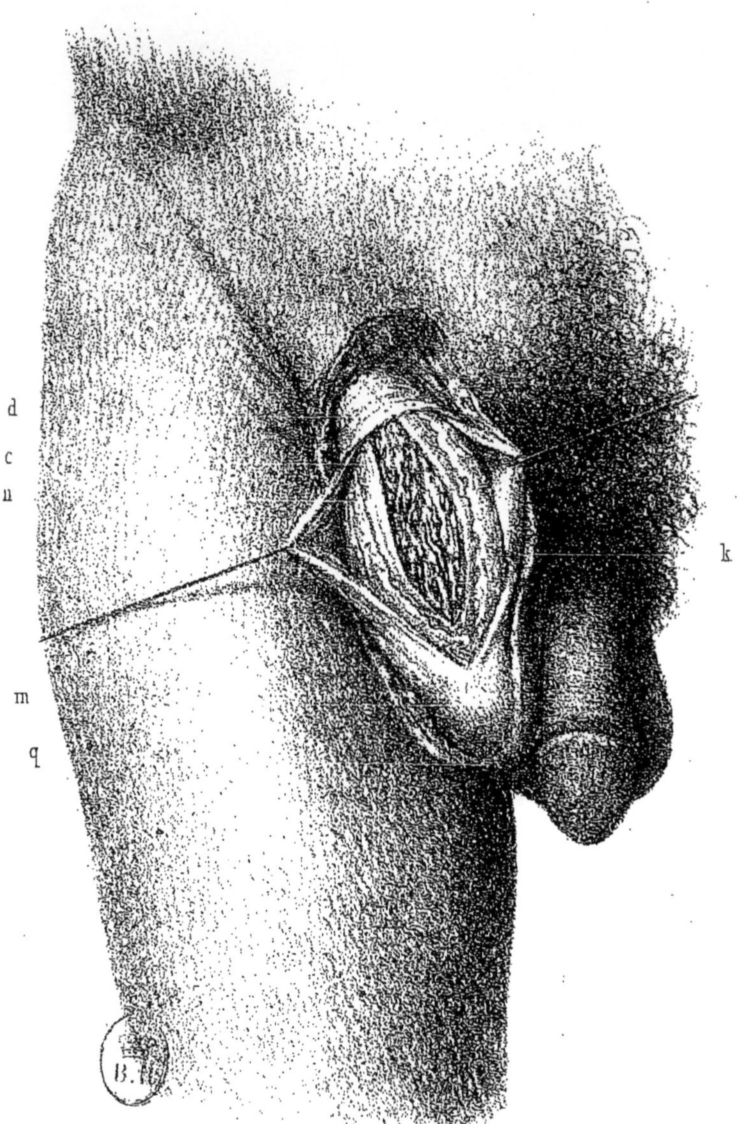

Pl. 1.

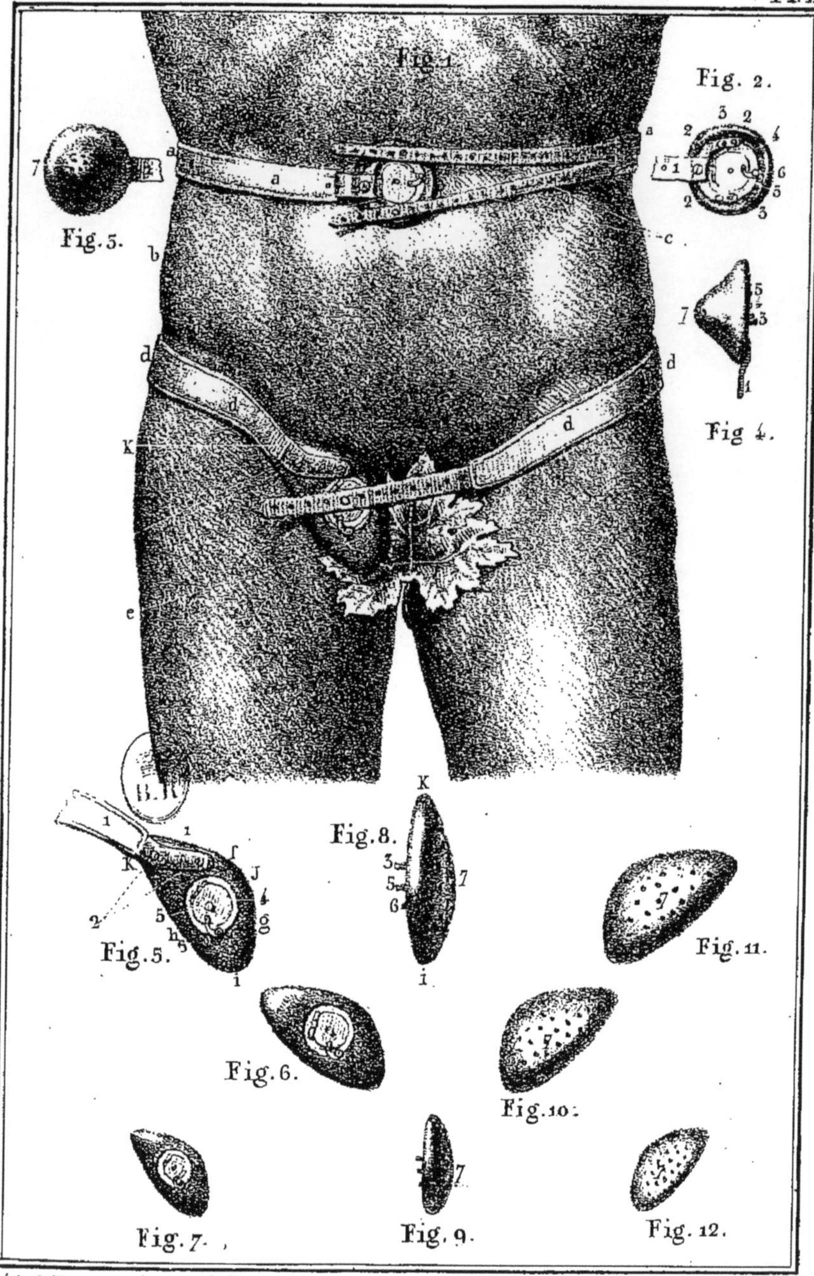

Lith. de Fourquemin, 17. r. du Four St. Gn.

PL.2.

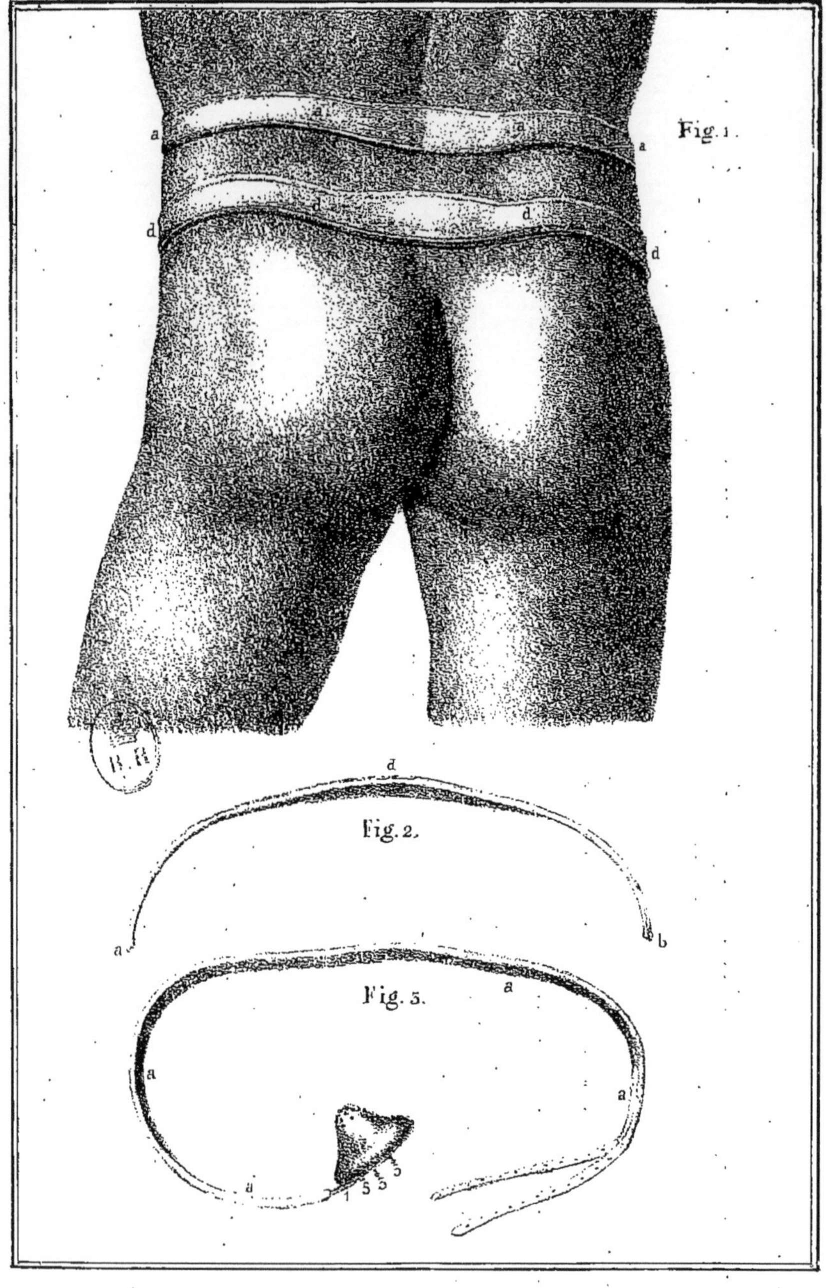

Pl. 3.

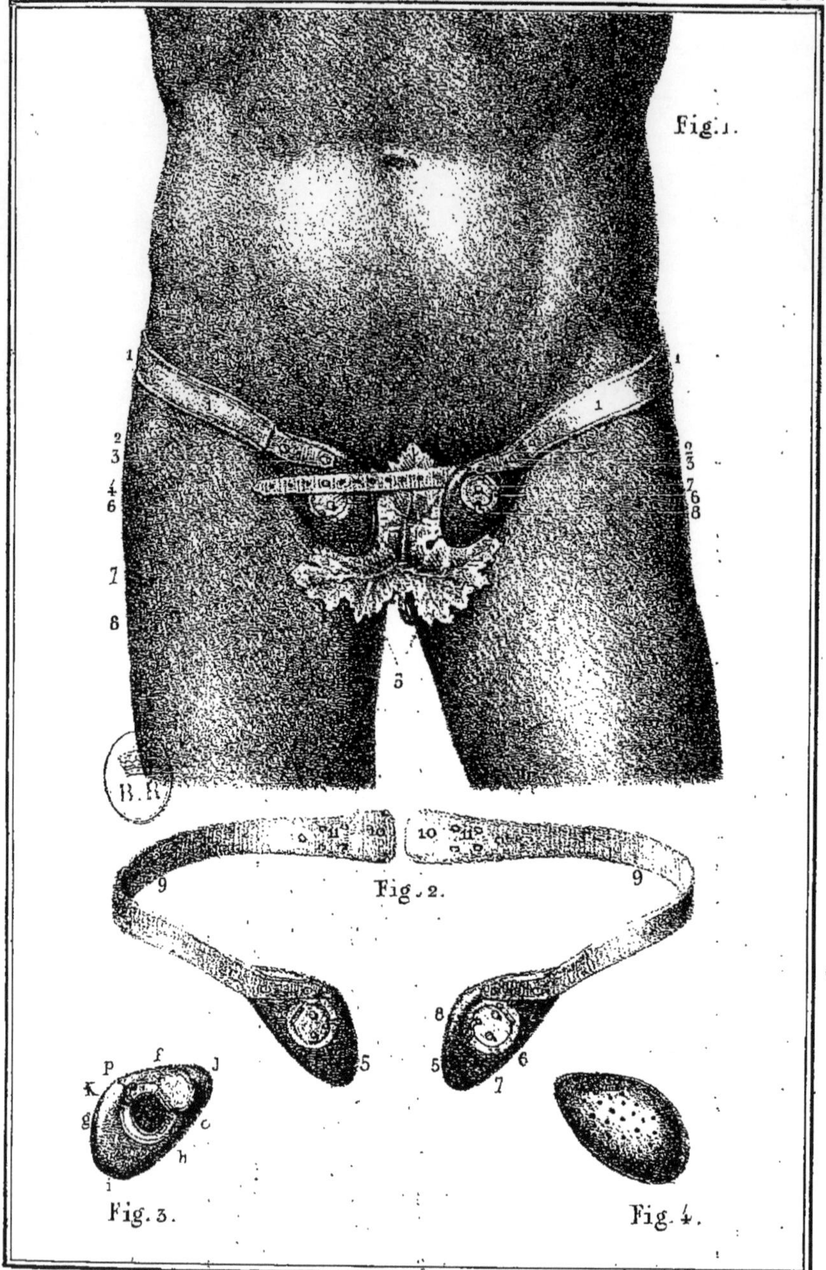

Fig. 1.

Fig. 2.

Fig. 3.

Fig. 4.

Pl. 4.

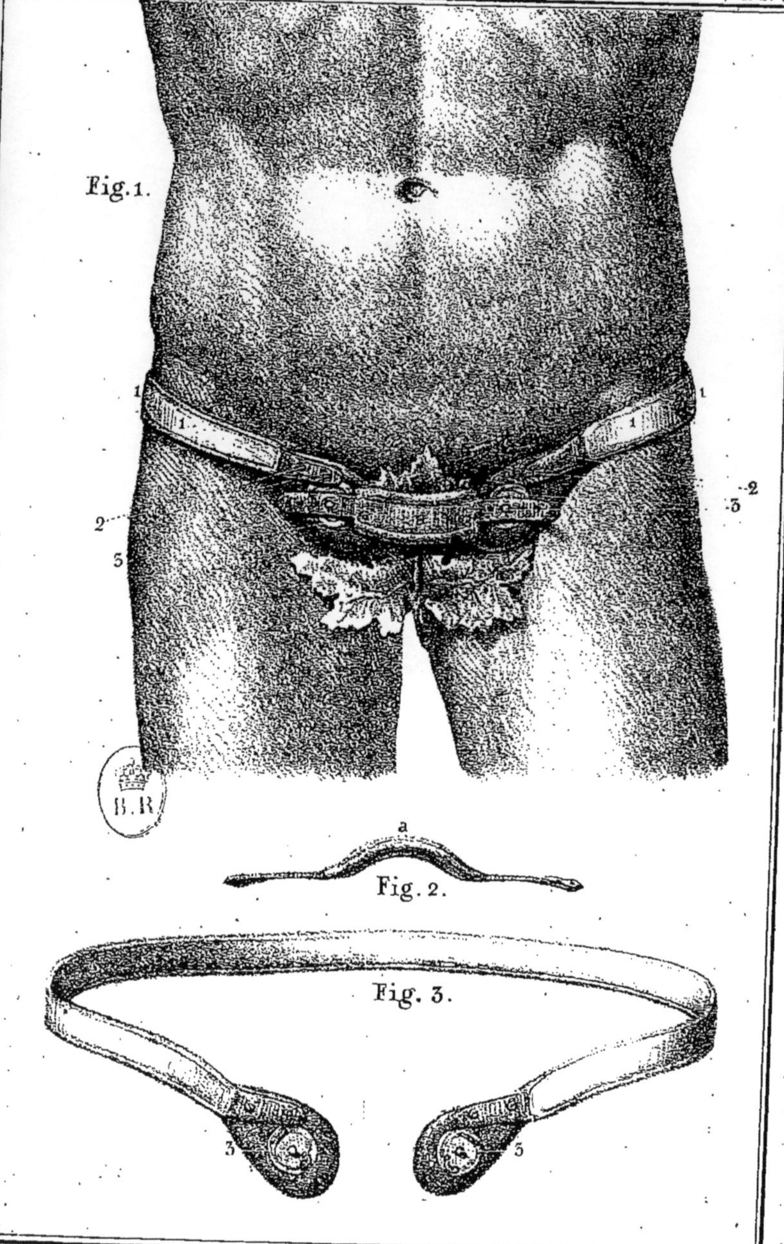

B.R

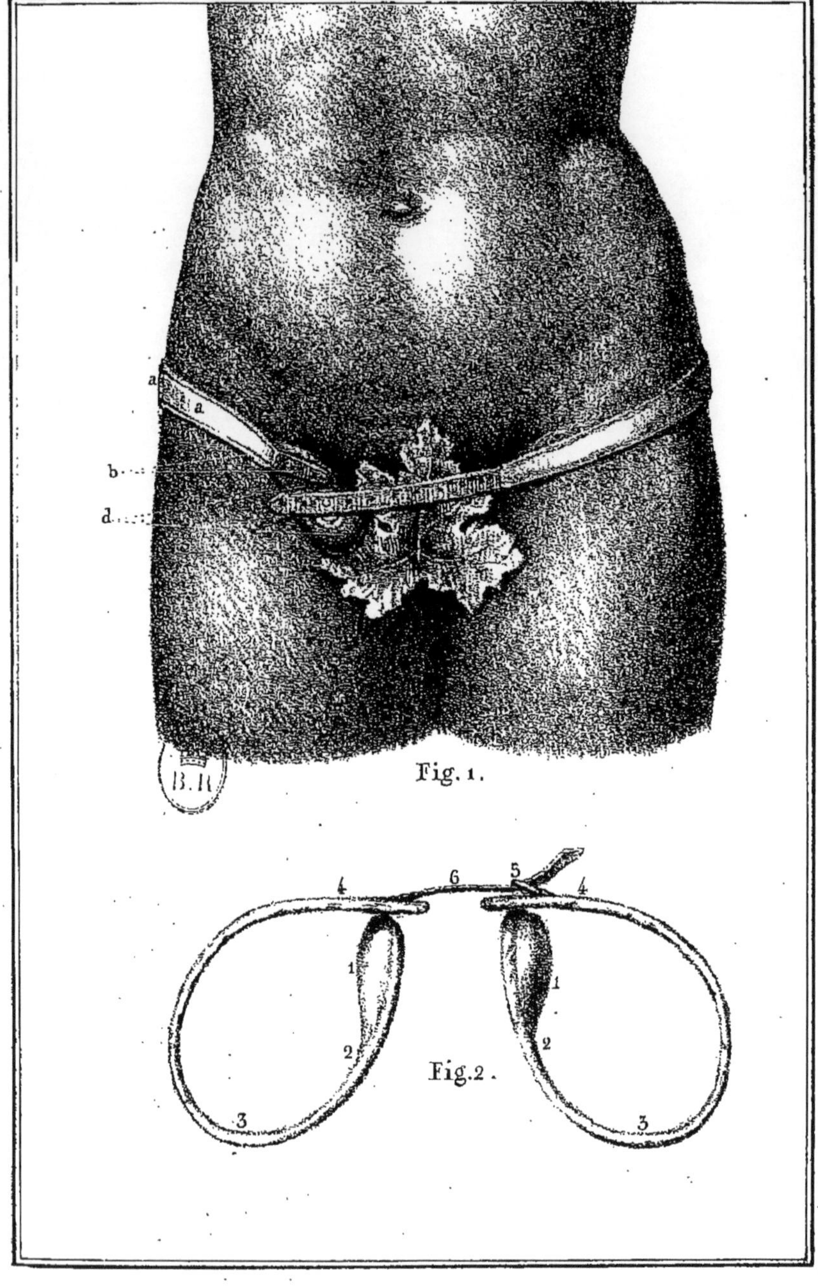

Fig. 1.

Fig. 2.

Pl.6.

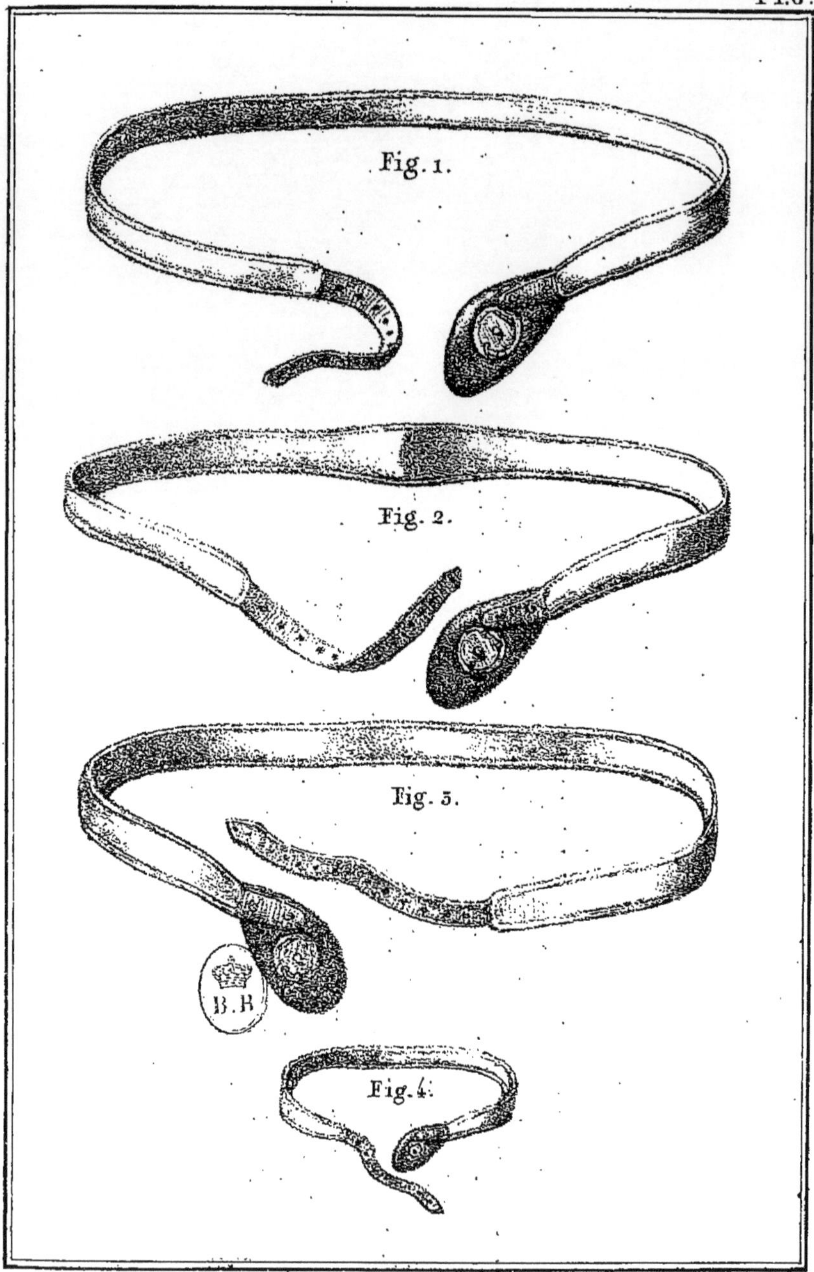

B.R

www.ingramcontent.com/pod-product-compliance
Ingram Content Group UK Ltd.
Pitfield, Milton Keynes, MK11 3LW, UK
UKHW021112220726
13924UKWH00004B/1670

9 782019 274641